Posttraumatische Belastungsstörungen

Fortschritte der Psychotherapie
Band 8

Posttraumatische Belastungsstörungen

Prof. Dr. Anke Ehlers

Anke Ehlers

Posttraumatische Belastungsstörungen

2., überarbeitete Auflage

hogrefe

Prof. Dr. Anke Ehlers, geb. 1957. 1976–1983 Studium der Psychologie in Kiel und Tübingen. 1985 Promotion. 1990 Habilitation. 1991–1993 Professorin für Klinische Psychologie an der Universität Göttingen. 1993–2000 Wellcome Principal Research Fellow am Department of Psychiatry, University of Oxford, UK. 2000–2011 Professor of Experimental Psychopathology and Wellcome Principal Research Fellow am Institute of Psychiatry, King's College London sowie Co-Director des Centre for Anxiety Disorders and Trauma am Maudsley Hospital London. Seit 2012 Professor for Experimental Psychopathology, Wellcome Principal Research Fellow und Co-Director des Oxford Centre for Anxiety Disorders and Trauma am Department for Experimental Psychology, University of Oxford, UK.

Bibliografische Information der Deutschen Nationalbibliothek
Die Deutsche Nationalbibliothek verzeichnet diese Publikation in der Deutschen Nationalbibliografie; detaillierte bibliografische Daten sind im Internet über http://dnb.dnb.de abrufbar.

Die erste Auflage dieses Buches ist 1999 unter dem Titel „Posttraumatische Belastungsstörung" erschienen.

Hogrefe Verlag GmbH & Co. KG
Merkelstraße 3
37085 Göttingen
Deutschland
Tel. +49 551 999 50 0
Fax +49 551 999 50 111
info@hogrefe.de
www.hogrefe.de

Satz: Beate Hautsch, Göttingen
Druck: mediaprint solutions GmbH, Paderborn
Printed in Germany
Auf säurefreiem Papier gedruckt

2., überarbeitete Auflage 2025

(E-Book-ISBN [PDF] 978-3-8409-3041-6; E-Book-ISBN [EPUB] 978-3-8444-3041-7)
ISBN 978-3-8017-3041-3
https://doi.org/10.1026/03041-000

Inhaltsverzeichnis

Vorwort zur 2. Auflage

Seit Erscheinen der ersten Auflage dieses Buches wurden weitere Fortschritte in der psychologischen Behandlung von Posttraumatischen Belastungsstörungen (PTBS) erzielt. Die Wirksamkeit kognitiv-verhaltenstherapeutischer Therapieansätze mit Traumafokus für diese Störung wurde durch intensive Forschungsarbeiten weiter erhöht. Verschiedene Varianten dieser Therapieansätze gelten heute als empirisch validiert und werden in internationalen Behandlungsrichtlinien als Behandlungen erster Wahl empfohlen. Nach einer Übersicht wird in diesem Buch eines dieser empirisch abgesicherten Therapieprogramme, *Kognitive Therapie für PTBS*, als Beispiel beschrieben. Die Abschnitte zu charakteristischen Methoden dieses Ansatzes, wie die Interventionen zur Aktualisierung des Traumagedächtnisses und die Diskrimination von Auslösern, wurden erweitert, und es werden mehr Beispiele zu wiederholten Traumata und der komplexen PTBS besprochen. Unterschiede zu traditionellen Expositionsansätzen wurden stärker herausgearbeitet als in der ersten Auflage. Fragebogen und Therapiematerialien, die im Therapieverlauf eingesetzt werden, sowie ein Workshop und viele Trainingsvideos (mit Untertiteln) sind kostenlos zu finden auf der Website des Oxford Centre for Anxiety Disorders and Trauma (https://oxcadatresources.com).

Die diagnostischen Kriterien für PTBS haben sich über die Jahre hinweg fortentwickelt. Zu beachten ist, dass die vorliegenden Forschungsergebnisse zur PTBS und der Effektivität von Behandlungsmethoden bisher hauptsächlich auf einer breiten Definition von PTBS nach dem *Diagnostischen und Statistischen Manual* (DSM) der American Psychiatric Association beruhen, die unterschiedliche Grade der Komplexität unter einer breiten Diagnose PTBS berücksichtigt. Hingegen wird in der 11. Auflage der *International Classification of Diseases* (ICD-11) der WHO erstmals eine Unterscheidung zwischen einer enger definierten Diagnose PTBS und einer neuen Diagnose komplexe PTBS (kPTBS) vorgenommen. Diese neuen Definitionen werden dargestellt und diskutiert, und inspirieren bereits neue Forschung. Dies bedeutet jedoch nicht, dass die bisherigen Erkenntnisse und Therapieansätze nur auf die neue enge ICD-11-Definition der PTBS anwendbar sind, denn sie beruhen auf Forschung zur breiteren Definition der PTBS. Der besseren Lesbarkeit halber verwende ich deshalb im Text im Allgemeinen weiterhin die Abkürzung PTBS in ihrer breiteren Bedeutung, und die Abkürzung $PTBS_{ICD\text{-}11}$ für die engere Definition. Die kurzen Fallbeispiele beruhen auf Beobachtungen von Gemeinsamkeiten bei Patient:innen und die Namen sind fiktiv.

Ich hatte das Glück, mit einem sehr talentierten, kreativen und forschungsbegeisterten Team zusammenzuarbeiten, und danke meinen langjährigen Kolleg:innen für die gute Zusammenarbeit bei der Weiterentwicklung und Überprüfung der *Kognitiven Therapie für PTBS*, insbesondere Jennifer Wild, Emma Warnock-Parkes, Nick Grey, Richard Stott, Ann Hackmann, Freda McManus, Melanie Fennell und David M. Clark. Dank an Laura Wilhelms für das Korrekturlesen des Textes und an die Herausgeber:innen der Buchreihe und die Mitarbeiter:innen des Hogrefe Verlags für ihre Geduld bei der Fertigstellung der Überarbeitung des Buches und ihre hilfreichen Vorschläge. Dem *Wellcome Trust* bin ich für die langjährige Förderung meiner Arbeitsgruppe dankbar.

Oxford, September 2024 *Anke Ehlers*

Danksagung zur 1. Auflage

In diesem Buch stelle ich den kognitiven Therapieansatz für Posttraumatische Belastungsstörungen dar, den unsere Arbeitsgruppe in Oxford entwickelt und wissenschaftlich überprüft hat. Ich danke David M. Clark, Melanie Fennell, Ann Hackmann, Freda McManus und Regina Steil für die produktive und erfreuliche Zusammenarbeit. Auch Edna Foa gilt mein Dank für viele anregende Diskussionen und eine gute Zusammenarbeit. Von Edna Foa haben wir das generelle Vorgehen zum imaginativen Nacherleben des Traumas weitgehend übernommen und mit kognitiven Therapiemethoden integriert. Das Informationsblatt für Patienten basiert auf einem Entwurf von Edna Foas Arbeitsgruppe, den Melanie Fennell und ich für unseren Therapieansatz adaptiert haben. Ulrike Gramse danke ich für die Übersetzung von Teilen meiner englischen Manuskripte. Regina Steil, Dietmar Schulte, Kurt Hahlweg, Klaus Grawe und Stefan Benna haben wertvolle Anregungen zur ersten Fassung des Manuskriptes gegeben, für die ich mich ebenfalls herzlich bedanken möchte. Für das Korrekturlesen des Textes danke ich Ulrike Gramse, Antje Horsch und Ingo Schäfer.

Während der Vorbereitungen zu diesem Buch starb eine der herausragenden Persönlichkeiten der deutschen Klinischen Psychologie, meine Mentorin Irmela Florin. Sie hat gelehrt, dass die effektive Behandlung psychischer Störungen *Störungswissen* (d.h. die Analyse der spezifischen Faktoren, die eine Störung bedingen und aufrechterhalten) und *Behandlungswissen* voraussetzt (d.h. das Wissen um die spezifischen Interventionsmethoden, die zur Modifikation von Verhalten, Erleben und Denken wirksam sind). Der hier beschriebene Therapieansatz fußt auf diesem Grundsatz. Ich hoffe, das Buch hätte Irmela Florins Wohlwollen gefunden. Es ist ihrem Andenken gewidmet.

1 Beschreibung des Störungsbildes

Kernsymptome: Wiedererleben, Vermeidung, hohe Erregung

Schon aus dem Altertum sind Beschreibungen menschlicher Reaktionen auf traumatische Erlebnisse bekannt (Ben-Ezra, 2002). Erste systematische Beschreibungen der Symptome, die nach traumatischen Erlebnissen auftreten, wurden in der Fachliteratur Ende des 19. und Anfang des 20. Jahrhunderts anhand von Überlebenden schwerer Eisenbahnunglücke, Soldaten der beiden Weltkriege und Überlebenden des Holocausts vorgelegt. In diesen Beschreibungen finden sich die typischen Symptome, wie wir sie auch heute noch als charakteristisch für Reaktionen auf traumatische Erlebnisse betrachten: ungewolltes Wiedererleben von Aspekten des Traumas, z. B. in Form von „Flashbacks" oder Alpträumen; Anzeichen einer erhöhten Erregung, z. B. Schreckhaftigkeit und Schlafstörungen; Vermeidung von Situationen, Gesprächen und anderen Reizen, die an das Trauma erinnern; sowie Symptome einer emotionalen Taubheit, z. B. Interesselosigkeit oder Entfremdung von anderen Menschen, und starke negative Emotionen wie Angst, Scham, Schuldgefühle, Ekel, Trauer oder Ärger.

1.1 Bezeichnung

Frühere diagnostische Bezeichnungen

Für die Symptome, die in der Folge traumatischer Erlebnisse auftreten, wurden zunächst eine Vielzahl diagnostischer Bezeichnungen vorgeschlagen, z. B. „Schreckneurose", „Kampf- oder Kriegsneurose" (combat/war neurosis), „Granatenschock" (shell shock) oder „Überlebenden-Syndrom" (survivor syndrome; Übersichten bei Gersons & Carlier, 1992; Kinzie & Goetz, 1996).

Späte Anerkennung des traumatischen Erlebnisses als Hauptursache der Symptome

Es wurde lange bezweifelt, dass das traumatische Ereignis die *wesentliche Ursache* für die Symptome darstellt. Viele Expert:innen[1] hielten organische Faktoren für entscheidend. So wurde z. B. vorgeschlagen, dass eine Rückenmarksverletzung dem *Eisenbahn-Rückgrat-Syndrom (railway spine syndrome)* zugrunde liegt oder dass ins Gehirn gelangte kleinste Teile explodierter Bomben die Ursache des *Granatenschocks* darstellen. Andere Expert:innen bezweifelten die Validität der berichteten Symptome und hielten in den meisten Fällen Simulation und den Wunsch nach finanzieller Kompensation *(Kompensationsneurose)* für die wesentliche Ursache der berichteten Symptome. Schließlich wurden die Symptome auf bereits bestehende psychische Störungen zurückgeführt. Die vorherrschende Meinung war, dass psychische Reaktionen auf traumatische Ereignisse normalerweise vorübergehend sind und dass daher nur Personen mit labilen Persönlichkeiten, bereits bestehenden neurotischen Konflikten oder Geis-

1 In diesem Buch verwende ich, wenn möglich, genderneutrale Begriffe oder die typografisch relativ unauffällige Pluralform mit Doppelpunkt. Wenn es um einzelne Personen geht, verwende ich der besseren Lesbarkeit halber abwechselnd die weibliche oder männliche Form oder fiktive Namen.

teskrankheiten chronische Symptome entwickeln (Übersichten bei Gersons & Carlier, 1992; Kinzie & Goetz, 1996).

Heute ist anerkannt, dass auch Personen mit stabiler Persönlichkeit klinisch bedeutsame psychische Symptome entwickeln können, wenn sie außergewöhnlich schrecklichen Erlebnissen ausgesetzt sind. Hierzu hat unter anderem die Beobachtung beigetragen, dass viele Veteranen des Vietnam-Krieges langwierige psychische Probleme entwickelten und dass die psychischen Auswirkungen sexueller Gewalt im Rahmen der Frauenbewegung verstärkt thematisiert wurden. Die Posttraumatische Belastungsstörung (PTBS) wurde in den einschlägigen diagnostischen Klassifikationssystemen als Diagnose eingeführt, und damit wurde anerkannt, dass traumatische Erlebnisse eine kausale Rolle in der Entstehung der Symptome spielen. Neue diagnostische Kategorien für Trauma- und Stressreaktionen inklusive der PTBS wurden in der zehnten Auflage der *Internationalen Klassifikation psychischer Störungen* der Weltgesundheitsorganisation (ICD-10; Dilling, Mombour & Schmidt, 1991) und der fünften Auflage des *Diagnostischen und Statistischen Manuals* (DSM-5) der American Psychiatric Association (APA, 2013; APA/Falkai et al., 2018) eingeführt.

Neue diagnostische Kategorien für Trauma- und Stressreaktionen in ICD-10 und DSM-5

1.2 Definition

1.2.1 Symptome der PTBS

Charakteristisch: Wiedererleben des Traumas

Das charakteristischste Symptom der PTBS ist das ungewollte Wiedererleben von Momenten eines oder mehrerer Traumata. Die Betroffenen haben die gleichen sensorischen Eindrücke (z. B. Bilder, Geräusche, Geschmack, Körperempfindungen) und gefühlsmäßigen und körperlichen Reaktionen wie während des Traumas. So sah z. B. eine Frau, die als Kind und Jugendliche wiederholt von einem Mann sexuell missbraucht worden war, immer wieder die Gestalt des Mannes vor sich, wie er damals immer auf sie im Hausflur gewartet hatte, wenn sie von der Schule nach Hause kam. Eine andere Frau hörte nach einem Autounfall immer wieder das Geräusch des Aufpralls. Bedeutsam für die Erklärung und Behandlung des Wiedererlebens ist, dass diesen Gedächtnisfetzen eine Zeitperspektive fehlt: Sie werden so erlebt, als ob sie im „Hier und Jetzt" geschehen würden. Dementsprechend werden auch die damaligen Emotionen wie Todesangst, Wut, Trauer, Schuld, Scham, Ekel intensiv wiedererlebt; oder dissoziative Zustände wie Derealisation und Depersonalisation.

Vermeidung

Situationen oder Personen, die an das traumatische Erlebnis erinnern, werden als sehr belastend erlebt und rufen starke körperliche Reaktionen (z. B. Herzrasen, Atemnot, Schmerz, Ohnmachtsgefühle, Übelkeit) hervor. Sie werden dementsprechend vermieden, ebenso wie das Sprechen über das Ereignis. Auch die kognitive Vermeidung ist ausgeprägt. Die Betroffenen versuchen, Erinnerungen an das Erlebnis aus dem Kopf zu drängen und nicht an die schlimmsten Momente des Traumas zu denken. Manche versuchen, sich ständig zu beschäftigen, um nicht an ihre Traumata zu denken. Andererseits grübeln viele über das Zustandekommen und die Konsequenzen des Traumas, z. B. darüber, warum das Ereignis passiert ist, wie es hätte verhindert werden können, wie sie sich rächen können oder inwiefern ihr Leben ruiniert ist.

Unterdrückung von Erinnerungen und Grübeln

Starke Emotionen oder emotionale Taubheit; autonome Übererregung

Der emotionale Zustand der Betroffenen reicht von intensiven negativen Emotionen bis zu emotionaler Taubheit. Oft beschreiben sie, dass sie sich entfremdet von anderen Menschen fühlen, und geben Kontakte und Aktivitäten auf, die ihnen vorher wichtig waren. Sie zeigen eine Reihe von Symptomen autonomer Übererregung, z. B. eine erhöhte Vigilanz, starke Schreckreaktionen, Reizbarkeit, Konzentrations- und Schlafstörungen.

1.2.2 Was macht einen Stressor traumatisch?

In der Alltagssprache werden viele Situationen als „traumatisch" beschrieben, z. B. Scheidung, Verlust des Arbeitsplatzes oder Durchfallen bei einer Prüfung. Eine Feldstudie fand jedoch, dass solche Stressoren nur bei 0.4 % der Betroffenen zu den charakteristischen Symptomen einer PTBS führen (McNally, 1998). Es erscheint daher notwendig, den Begriff *Trauma* in der Diagnose der PTBS relativ eng zu fassen.

Trauma: extrem bedrohliches oder entsetzliches Ereignis (ICD-11)

Wie ein Trauma am besten definiert werden sollte, wird seit langem diskutiert. Die ICD-11 definiert Traumata breit als „ein oder mehrere extrem bedrohliche oder entsetzliche Ereignisse".

Die Verfasser des DSM-IV und DSM-5 (American Psychiatric Association, 1994, 2013) versuchten, spezifischere Definitionen zu formulieren. Sie orientierten sich dabei an Forschungsergebnissen, nach denen das Gefühl der Lebensbedrohung einer der konsistentesten Prädiktoren der PTBS ist (March, 1993). Zu beachten ist hierbei, dass die wahrgenommene Lebensbedrohung entscheidend ist, die nicht unbedingt die objektive Lebensbedrohung widerspiegelt (z. B. können Personen, die mit Spielzeuggewehren bedroht wurden und glaubten, sie würden erschossen, eine PTBS entwickeln).

Betonung von Lebensgefahr und sexueller Gewalt (selbst erlebt oder beobachtet) in DSM-5-Traumadefinition

Nach der DSM-5-Definition müssen Betroffene eine Situation selbst erlebt oder direkt beobachtet haben, die Tod, Lebensgefahr, schwere Körperverletzung oder sexuelle Gewalt beinhaltete, oder erfahren haben, dass eine nahestehende Person bei einer Gewalttat oder einem Unfall gestorben ist oder in Lebensgefahr war. Das wiederholte oder extreme Erleben belastender Aspekte von solchen traumatischen Ereignissen (z. B. bei Rettungskräften und Soldat:innen) wurde auch explizit in die Definition aufgenommen.

Potenziell traumatische Erlebnisse nach ICD-11 und DSM-5 wären also z. B. Vergewaltigung, sexueller Missbrauch, körperliche Gewalttaten, Kriegseinsätze, Kriegsgefangenschaft, Geiselnahmen, Naturkatastrophen, schwere Unfälle, Folter, aber auch lebensbedrohliche Krankheiten oder traumatische medizinische Ereignisse (z. B. Herzinfarkt, Operation unter unvollständiger Narkose oder gefährlich verlaufende Kindesgeburt).

Selbstaufgabe bei zwischenmenschlicher Gewalt sagt PTBS vorher

Es ist möglich, dass die Bedrohung der körperlichen Integrität, wie sie im DSM-5 betont wird, nicht die einzige bedeutsame Dimension traumatischer Ereignisse ist. Nach Untersuchungen an Vergewaltigungsopfern und politisch Inhaftierten erscheint eine extreme Erniedrigung und Bedrohung der Wahrnehmung, ein autonom handelnder und denkender Mensch zu sein, ebenfalls traumatisierend zu wirken. Selbstaufgabe *(mental defeat)*, der wahrgenommene Verlust jeglicher Autonomie, sagte die Schwere der PTBS vorher, unabhängig von der Lebensbedrohung und wahrgenommenen Hilflosigkeit (Dunmore et al., 1999; Boos et al., 1998; Kleim et al., 2007; Beierl et al., 2020).

1.2.3 Diagnostische Kriterien nach ICD-11

Breite Definition der PTBS-Symptomatik im DSM-5

Das DSM-5 definiert PTBS wie in früheren Auflagen breit. Eine Diagnose erfordert Symptome in vier Symptomgruppen: Wiedererleben, Vermeidung, negative Gedanken und Stimmung sowie deutliche Veränderung der Erregung und Reaktivität seit dem Trauma. Zusätzlich wird zwischen PTBS mit und ohne dissoziative Symptome unterschieden. Dissoziation beschreibt das Auseinanderfallen von normalerweise integrierten psychischen Prozessen wie Wahrnehmung, Denken, Gedächtnis, Bewusstsein, Emotionen, Körperwahrnehmung, Identität und Verhalten. Subjektiv kann Dissoziation als Derealisation, Depersonalisation, emotionale Taubheit oder Trancezustand erlebt werden. Bei starken dissoziativen Reaktionen können die Betroffenen den Kontakt zur gegenwärtigen Realität für begrenzte Zeit verlieren. Der dissoziative Subtyp ist häufiger nach Traumata in der Kindheit und ist mit einem höheren Suizidrisiko verbunden.

Dissoziation: Derealisation, Depersonalisation, emotionale Taubheit

Engere Definition der PTBS in der ICD-11 und Einführung der Diagnose komplexe PTBS

In der ICD-11 (WHO, 2019; vgl. Tabelle 1) wurde hingegen eine grundsätzliche Veränderung gegenüber früheren Auflagen vorgenommen. PTBS wird eng über die Kernsymptome *Wiedererleben*, *Vermeidung* und *Hypervigilanz bzw. erhöhte Schreckhaftigkeit* definiert. Wiedererleben wird strenger definiert mit Schwerpunkt auf Flashback-artigen Erinnerungen. Zusätzlich führt die ICD-11 eine neue Diagnose der komplexen PTBS ($kPTBS_{ICD-11}$) ein, für die neben den Symptomen der PTBS zusätzlich Symptome von Schwierigkeiten in der Emotionsregulation, eines negativen Selbstbilds und Schwierigkeiten in zwischenmenschlichen Beziehungen vorhanden sein müssen (in der Literatur als Symptome einer mangelnden Selbstorganisation zusammengefasst). Für eine Diskussion der Implikationen der Neuklassifikation bei Kindern und Jugendlichen siehe Eilers und Rosner (2021).

Merke: Diagnose $PTBS_{ICD-11}$ und $kPTBS_{ICD-11}$

- Das Vorliegen eines oder mehrerer Traumata bedeutet nicht, dass eine $PTBS_{ICD-11}$ oder $kPTBS_{ICD-11}$ vorliegt. Viele Menschen erleben solche Ereignisse, ohne eine PTBS zu entwickeln, oder erholen sich von anfänglichen Symptomen.
- Für die Diagnose sind die Symptome entscheidend, nicht die Art oder Anzahl der Traumata.
- Eine $kPTBS_{ICD-11}$ kann nicht diagnostiziert werden, wenn die Kriterien für eine $PTBS_{ICD-11}$ nicht erfüllt sind.
- Die Zusatzkriterien für eine $kPTBS_{ICD-11}$, die Symptome der mangelnden Selbstorganisation, sind nicht spezifisch und treten auch bei anderen Störungen auf.
- Eine $kPTBS_{ICD-11}$ kann sich auch nach einem einzelnen Trauma entwickeln.
- Grübeln über ein Trauma gilt nicht als intrusives Wiedererleben.

Tabelle 1: Kriterien für die engere Definition der Posttraumatischen Belastungsstörung ($PTBS_{ICD-11}$) und für die komplexe PTBS nach den diagnostischen Leitlinien der ICD-11

Stressor	*$PTBS_{ICD-11}$ und $kPTBS_{ICD-11}$:* Ein oder mehrere extrem bedrohliche oder entsetzliche Ereignisse *$kPTBS_{ICD-11}$:* Meist nach langanhaltenden oder wiederholten Ereignissen, aus denen eine Flucht schwierig oder unmöglich ist, kann aber auch nach einem einzelnen Trauma auftreten
Symptome $PTBS_{ICD-11}$ (6B40)	*Mindestens ein Symptom aus jeder der folgenden drei Symptomgruppen:*
Wiedererleben	• Intrusive Erinnerungen mit „Hier-und-Jetzt"-Charakter oder Alpträume. Wiedererleben von Gefühlen aus dem Trauma mit hoher emotionaler Belastung oder körperlichen Reaktionen, teilweise auch ohne kognitiven Inhalt oder als Reaktion auf Auslöser
Vermeidung	• Vermeidung von Gedanken und Erinnerungen oder Aktivitäten, Situationen und Personen, die an das Ereignis erinnern
Erhöhte Wahrnehmung von Gefahr	• Wahrnehmung anhaltender Bedrohung oder erhöhte Schreckhaftigkeit[2]
Beeinträchtigung	Funktionale Beeinträchtigung in persönlichen, familiären, sozialen, beruflichen, Bildungs- oder anderen Bereichen oder besondere Anstrengung, das Funktionieren aufrechtzuerhalten
Zusätzlich bei $kPTBS_{ICD-11}$ (6B41)	*Zusätzlich jeweils mindestens ein Symptom der folgenden Symptomgruppen:*
Schwierigkeiten in der Emotionsregulation	• Anhaltende Probleme der Emotionsregulation wie erhöhte Reizbarkeit und Wut, starke Reaktion auf schwachen Stressor, emotionale Taubheit
Negatives Selbstbild	• Anhaltendes negatives Selbstbild als beschädigt, erniedrigt oder wertlos; tiefgreifende und anhaltende Gefühle von Scham, Schuld oder Versagen
Schwierigkeiten in zwischenmenschlichen Beziehungen	• Anhaltende Schwierigkeiten, Beziehungen aufrechtzuerhalten oder sich anderen nahe zu fühlen
Beeinträchtigung	Funktionale Beeinträchtigung in persönlichen, familiären, sozialen, beruflichen, Bildungs- oder anderen Bereichen oder besondere Anstrengung, das Funktionieren aufrechtzuerhalten
Zeitlicher Rahmen	Mindestdauer mehrere Wochen; entwickelt sich meist innerhalb der ersten drei Monate nach einem Trauma, kann aber auch mit Verzögerung einsetzen; kann in jedem Lebensalter auftreten

2 Falls eine kPTBS mit emotionaler Taubheit vorliegt, kann die Schreckhaftigkeit reduziert sein.

1.3 Epidemiologische Daten

Die Prävalenz der PTBS hängt von der Häufigkeit potenziell traumatischer Erlebnisse ab, die unter anderem von gesellschaftlichen Rahmenbedingungen und dem Lebensraum abhängig sind.

1.3.1 Häufigkeit traumatischer Ereignisse

Mehrheit der Bevölkerung erlebt mindestens ein traumatisches Ereignis

Eine umfangreiche Studie der Weltgesundheitsorganisation mit fast 70 000 Teilnehmer:innen in 24 Ländern fand, dass 70.4 % der Befragten mindestens ein Trauma erlebt hatten (im Durchschnitt drei Traumata; Kessler et al., 2017). Die Traumata, die insgesamt die größte Belastung der Bevölkerung verursachten (nach Häufigkeit und PTBS-Wahrscheinlichkeit), waren sexuelle Gewalttaten und der unerwartete Tod einer nahestehenden Person.

1.3.2 Art des Traumas

Traumata mit hohem PTBS-Risiko

Die Wahrscheinlichkeit, eine PTBS zu entwickeln, hängt von der Art des traumatischen Ereignisses ab. Die höchsten Lebenszeit-PTBS-Quoten finden sich nach Vergewaltigungen (19 %), körperlicher Gewalt durch Partner:innen (11.7 %) und Entführungen (11 %; Kessler et al., 2017). Auch Kriegserlebnisse (3.5 %) und der unerwartete Tod von Partner:innen oder Kindern (5.4 %) waren mit einem größeren PTBS-Risiko verbunden als Unfälle oder Naturkatastrophen (2 %). Andere Forschungsergebnisse zeigten hohe PTBS-Raten für Folteropfer (Maercker & Schützwohl, 1997), Überlebende des Holocausts (Kuch & Cox, 1992) und Kriegsgefangene (Engdahl et al., 1997).

1.3.3 Prävalenz der PTBS in der Bevölkerung

Frauen häufiger von PTBS betroffen

Die meisten Studien zeigen, dass Frauen weltweit ein höheres Risiko haben als Männer, eine PTBS zu entwickeln (z. B. Kessler et al., 2017). Kessler et al. (1995) schätzten die Lebenszeitprävalenz der PTBS in den USA anhand der DSM-III-R-Kriterien auf 8 %. Bei Frauen war die Prävalenz doppelt so hoch wie bei Männern (10 % versus 5 %; in anderen Studien bis zu 12 % versus 6 %). Die höhere Prävalenz bei Frauen hatte zwei Ursachen. Zum einen hatten die Frauen mehr schwerwiegende traumatische Ereignisse (z. B. Vergewaltigung, Kindesmisshandlung) erlebt. Zum anderen entwickelten sie mit höherer Wahrscheinlichkeit eine PTBS nach einem traumatischen Ereignis. In einer repräsentativen Studie in Deutschland mit 2 426 Teilnehmer:innen fanden Maercker et al. (2008) eine Ein-Monats-Prävalenz von 2.3 % für eine PTBS-Diagnose nach DSM-IV (also mit strengeren Kriterien als denen der ICD-10). Weitere 2.7 % erfüllten diese Kriterien teilweise. In einer späteren repräsentativen Studie mit 2 452 Teilnehmer:innen verwendeten Maercker et al. (2018) die ICD-11-Kriterien und fanden eine Ein-Monats-Prävalenz von 1.5 % für $PTBS_{ICD-11}$ und 0.5 % für $kPTBS_{ICD-11}$. In beiden deutschen Studien fanden sich keine Unterschiede in der Prävalenz zwischen Männern und Frauen. In einer repräsentativen Untersuchung von Personen im Vereinigten Königreich, die Traumata erlebt hatten, fanden Karatzias et al. (2019) hingegen eine höhere Punkt-Prävalenz von 12.9 % für die $kPTBS_{ICD-11}$ als für die $PTBS_{ICD-11}$ (5.3 %).

Zusammenfassung: Epidemiologische Daten

- Die Mehrheit der Bevölkerung erlebt in ihrem Leben mindestens ein traumatisches Ereignis.
- Die Ein-Monats-Prävalenz für PTBS (inklusive $kPTBS_{ICD-11}$) beträgt in Deutschland zwischen 2 und 2.5 %.
- Bei der Anamnese sollte zur Erfassung einer PTBS in der Vorgeschichte nach spezifischen traumatisierenden Ereignissen gefragt werden (z. B. Unfälle, Krieg, sexuelle Gewalt), statt global zu fragen, ob der Patient traumatische Erlebnisse hatte.
- Gewalttaten, insbesondere sexuelle Gewalt und Kriegserlebnisse, führen mit höherer Wahrscheinlichkeit zu PTBS als Unfälle oder Natur- oder industrielle Katastrophen.
- Männer erleben mehr traumatische Ereignisse als Frauen, aber Frauen erleben mehr Ereignisse mit hoher traumatisierender Wirkung, insbesondere sexuelle Gewalt.
- Das Risiko für Frauen, eine PTBS nach einem traumatischen Erlebnis zu entwickeln, ist höher als bei Männern. Das erhöhte Risiko kann nicht allein durch unterschiedliche Arten der traumatischen Erlebnisse erklärt werden (für Hypothesen zu möglichen Gründen siehe Olff et al., 2007).

1.4 Verlauf und Prognose

Im ersten Jahr bis zu 40 % Spontanremissionen

In den meisten Fällen treten die Symptome der PTBS sofort nach dem traumatischen Ereignis auf. Ein verzögerter Beginn findet sich bei höchstens 11 % der Fälle (McNally, 1998). Im ersten Jahr nach dem traumatischen Erlebnis remittieren ca. 25 bis 40 % der Fälle ohne Behandlung (Kessler et al., 2017). Das Risiko für einen chronischen Verlauf ist umso höher, je schwerer die anfänglichen Symptome sind (z. B. Ehlers, Mayou et al., 1998).

1.5 Differenzialdiagnosen

Anpassungsstörung (6B43). Diese Diagnose kann nach entscheidenden Lebensveränderungen und Stressoren, die nicht als traumatisch eingestuft werden (z. B. Trennung, Krankheit, Konflikte am Arbeitsplatz) gestellt werden, wenn starkes Grübeln über den Stressor und seine Folgen sowie eine starke Beeinträchtigung in wichtigen Funktionsbereichen vorliegen.

Eine Reihe von Differenzialdiagnosen sind von der PTBS zu unterscheiden, können aber auch komorbid auftreten:

- *Anhaltende Trauerstörung (6B42).* Diese Störung kann nach dem Tod einer nahestehenden Person auftreten und zeichnet sich durch starke Sehnsucht, starke Beschäftigung mit der verstorbenen Person und intensivem emotionalem Schmerz aus. Die Diagnose kann gestellt werden, wenn die Trauerreaktion länger als im kulturellen und religiösen Kontext üblich andauert (mindestens sechs Monate).

Anhaltende Trauerstörung

- *Borderline-Persönlichkeitsstörung.* Probleme der Selbstorganisation bei der $kPTBS_{ICD\text{-}11}$ überschneiden sich mit Symptomen der Borderline-Persönlichkeitsstörung. Ein wesentliches Merkmal der $kPTBS_{ICD\text{-}11}$ ist das ungewollte Wiedererleben der Traumata und die damit verbundenen negativen Emotionen. Bei der Borderline-Persönlichkeitsstörung sind starke Emotionsschwankungen und Impulsivität typisch. Diese sind mit instabilen zwischenmenschlichen Beziehungen und der Angst verbunden, verlassen zu werden. Bei der $kPTBS_{ICD\text{-}11}$ ist hingegen das Vermeiden oder Abbrechen naher Beziehungen typisch. Das Selbstbild bei der $kPTBS_{ICD\text{-}11}$ ist durchgehend negativ, während es bei der Borderline-Störung instabil ist. Im Gegensatz zur $kPTBS_{ICD\text{-}11}$ ist das Erleben mindestens eines Traumas für die Borderline-Persönlichkeitsstörung kein Diagnosekriterium (Karatzias et al., 2023).

Gemeinsamkeiten und Unterschiede zwischen kPTBS nach ICD-11 und Borderline-Persönlichkeitsstörung

- *Andere Angststörungen, Depressionen, Zwangsstörungen.* Falls vor dem traumatischen Erlebnis eine andere Störung vorlag, ist zu klären, ob Symptome der Vermeidung oder von Zwangsverhalten sowie Symptome der emotionalen Taubheit und Interesselosigkeit lediglich übliche Schwankungen in der Symptomatik der bestehenden Störung darstellen. Wenn sich zusätzlich eine PTBS entwickelt hat, wären eine deutliche Verschlechterung der bestehenden Symptome und zudem Symptome des Wiedererlebens zu erwarten.
- *Andere intrusive Kognitionen und Wahrnehmungsstörungen.* Auch bei anderen Störungen wie Zwangsstörungen, Psychosen und Missbrauch bzw. Entzug von Alkohol oder anderen Substanzen treten intrusive Kognitionen und Wahrnehmungsstörungen auf, die vom ungewollten Wiedererleben der PTBS abgegrenzt werden müssen.

Zu beachten bei Differenzialdiagnosen: Art und Dauer des Stressors, Symptommuster, frühere Symptome

- *Hirnverletzung.* Eine Reihe der Symptome der PTBS gleicht den Symptomen einer Hirnverletzung, z. B. Reizbarkeit oder Konzentrationsprobleme. Neurologische Untersuchungen können eventuell eine Differenzialdiagnose ermöglichen. Allerdings scheint es bei manchen Personen mit leichten Kopfverletzungen nicht möglich zu sein zu entscheiden, ob die Symptome auf eine Hirnverletzung, eine PTBS oder auf beides zurückzuführen sind.

Abgrenzung von Hirnverletzungen

1.6 Komorbidität

Hohe Komorbidität

Die PTBS zeigt eine beträchtliche Komorbidität mit affektiven Störungen, Angststörungen, Substanzmissbrauch und Somatisierung. In der Studie von Kessler et al. (1995) hatten 88 % der Männer und 78 % der Frauen komorbide psychische Störungen. Studien an Kriegsveteranen mit PTBS zeigten erhöhte Quoten von Ehe- und Familienproblemen, gewalttätigem Verhalten (Jordan et al., 1992) und starkem Rauchen (Beckham et al., 1997). Außerdem wird berichtet, dass die PTBS mit einem erhöhten Risiko für körperliche Krankheiten, insbesondere Infektionen und Erkrankungen des Nervensystems, verbunden ist (Boscarino, 1997).

Primäre versus sekundäre Störungen

Bisher gibt es wenig gesicherte Erkenntnisse, ob die PTBS oder die komorbiden Störungen die primäre Störung darstellen. Nach den retrospektiven Daten von Kessler et al. (1995) ging die PTBS in den meisten Fällen komorbiden affektiven Störungen oder Substanzmissbrauch voraus. In der Hälfte der Fälle war die PTBS die primäre Störung bei komorbiden Angststörungen. Breslau et al. (1997) fanden, dass die PTBS das Risiko für das erstmalige Auftreten von schweren depressiven Episoden (major depression) und Alkoholmissbrauch erhöhte. Umgekehrt erhöhte eine bereits bestehende schwere depressive Episode das Risiko, traumatische Ereignisse zu erleben und danach eine PTBS zu entwickeln. Insgesamt weisen die meisten Studien darauf hin, dass die PTBS dem Substanzmissbrauch nach traumatischen Ereignissen vorangeht. In einer prospektiven Studie bestätigten Andreski et al. (1998), dass die PTBS das Risiko von Schmerzen, Konversionssymptomen und Somatisierung erhöht.

Zusammenfassung: Komorbidität

- Komorbide Depression und Substanzmissbrauch sind meist sekundäre Störungen.
- Komorbide Angststörungen sind in der Hälfte der Fälle sekundär.
- PTBS erhöht das Risiko von somatischen Beschwerden und körperlichen Krankheiten.

1.7 Diagnostische Verfahren und Dokumentationshilfen

Diagnostische Interviews PTBS

Die meisten der vorliegenden diagnostischen Instrumente orientieren sich am DSM-5 (APA, 2013). Die Diagnose der PTBS kann mithilfe einer Reihe semi-strukturierter Interviewleitfäden gestellt werden, z. B. dem *Diagnostischen Interview bei psychischen Störungen* (DIPS; Margraf et al., 2017; Margraf et al., 2021) oder dem *Strukturierten Klinischen Interview für DSM-5-Störungen* (SCID-5-CV; Beesdo-Baum, Zaudig & Wittchen, 2019a). Speziell zur Diagnose und zur Erfassung des Schweregrades einer PTBS wurde die *Clinician Administered PTSD Scale* entwickelt (CAPS-5; Weathers et al., 2013; deutsche Fassung von Schnyder, 2013). Das neue *International Trauma Interview* zur Diagnose der kPTBS befindet sich noch in der Validierungsphase (z. B. Gelezelyte et al., 2022).

Diagnostische Interviews für komorbide Diagnosen

Zur Erfassung der komorbiden Diagnosen empfehlen sich ebenfalls das DIPS oder SCID-5-CV. Hier sollte insbesondere auf Depressionen, andere Angststörungen, somatoforme Störungen und Substanzmissbrauch bzw. -abhängigkeit geachtet werden. Die Erfassung aller Persönlichkeitsstörungen erscheint nicht notwendig, jedoch sollte erhoben werden, ob eine Borderline-Persönlichkeitsstörung vorliegt (vgl. SCID-5-PD; Beesdo-Baum, Zaudig & Wittchen, 2019b). Einige der Symptome der kPTBS gleichen denen der Borderline-Persönlichkeitsstörung (z. B. Reizbarkeit und Wutausbrüche, emotionale Leere). Auch zeigen Patient:innen mit Borderline-Persönlichkeitsstörung impulsives Verhalten, das potenziell selbstschädigend ist und das Risiko für weitere

Traumata erhöht. Zu Hinweisen auf Unterschiede zwischen diesen Diagnosen siehe S. 11 und Karatzias et al. (2023).

Fragebogen PTBS-Symptome

Zur Beurteilung des Therapieverlaufs und -erfolgs gibt es eine Reihe von Fragebögen, die den Schweregrade der PTBS-Symptomatik nach DSM-5 erfassen, z. B. die *PTSD Checklist* (PCL-5; deutsche Fassung von Krüger-Gottschalk et al., 2017) oder die *Posttraumatic Stress Diagnostic Scale* (PDS-5; deutsche Version von Wittmann et al., 2021). Zur Erfassung der $PTBS_{ICD-11}$ und $kPTBS_{ICD-11}$ wurde der *International Trauma Questionnaire* (ITQ) entwickelt (deutsche Validierung von Christen et al., 2021).

Fragebogen Depressions- und Angstsymptome

Da die meisten Patient:innen mit PTBS neben den spezifischen Symptomen der PTBS Angst- und depressive Symptome haben, sollten diese zur Messung des Therapieerfolgs auch mit entsprechenden Instrumenten erfasst werden, z. B. dem *Beck-Depressions-Inventar* (deutsche Fassung von Hautzinger et al., 1995) und dem *Beck-Angst-Inventar* (deutsche Fassung von Margraf & Ehlers, 2007). Alternativ gibt es deutsche Übersetzungen der Depressions- und Angstsymptome aus dem *Patient Health Questionnaire* (Löwe et al., 2002).

Das wöchentliche Erfassen von Symptomen und Prozessmaßen (vgl. Kapitel 3.2) ist sehr hilfreich für die zeitnahe Überprüfung des Erfolgs einzelner Interventionen im Therapieverlauf und erleichtert die Therapieplanung.

2 Störungstheorien und Modelle

2.1 Überblick

Der in diesem Buch dargestellte Therapieansatz basiert auf dem Modell der PTBS von Ehlers und Clark (2000). Das Modell berücksichtigt viele der von anderen Autor:innen vorgeschlagenen psychologischen Faktoren in der Entstehung und Aufrechterhaltung der PTBS (z. B. Brewin, Gregory, Lipton & Burgess, 2010; Conway, 1997; Foa & Rothbaum, 1998; Horowitz, 1997; Janoff-Bulman, 1992; Resick & Schnicke, 1993), stellt jedoch eine eigene Synthese dar.

Modelle der PTBS müssen zwei Beobachtungen erklären. Zum einen entwickeln viele Menschen nach einem Trauma PTBS-Symptome, aber nur eine Minderheit erholt sich nicht und entwickelt eine chronische PTBS. Hier sind aufrechterhaltende Mechanismen zu spezifizieren, die in der Therapie geändert werden können. Zum anderen muss erklärt werden, warum Menschen mit PTBS Angstsymptome wie Vermeidung, Schreckhaftigkeit und Hypervigilanz zeigen. Angst ist üblicherweise eine Reaktion auf die Wahrnehmung einer *zukünftigen* Bedrohung, während PTBS auf der Erinnerung an ein *vergangenes* Ereignis beruht.

Wahrnehmung einer schweren gegenwärtigen Bedrohung für Sicherheit oder Selbstbild

Ehlers und Clark (2000) lösen diesen vermeintlichen Widerspruch, indem sie vorschlagen, dass sich eine chronische PTBS dann entwickelt, wenn die Betroffenen die

Wahrgenommene Bedrohung extern (Gefahr durch andere Menschen oder Welt) oder intern (Bedrohung des Selbstbildes)

traumatischen Ereignisse und/oder deren Folgen so verarbeiten, dass sie eine *schwere gegenwärtige Bedrohung* wahrnehmen. Die wahrgenommene Bedrohung bezieht sich auf eine externe Gefahr (z. B. Bedrohung durch andere Menschen), eine interne Bedrohung des Selbstbildes (z. B. Eindruck, für das Trauma[3] verantwortlich oder ein schlechter oder wertloser Mensch zu sein) oder beides.

Nach dem Modell führen zwei kognitive Prozesse zur Wahrnehmung der gegenwärtigen Bedrohung:

Persönliche Bedeutungen und Besonderheiten des Traumagedächtnisses führen zur wahrgenommenen Bedrohung

1. persönliche Bedeutungen (Interpretationen) des Traumas und/oder seiner Konsequenzen,
2. Besonderheiten des Traumagedächtnisses, insbesondere der schlimmsten Momente des Traumas, die wiedererlebt werden, sowie deren Verbindung zu anderen Momenten des Traumas und anderen autobiografischen Erinnerungen.

Auftrechterhaltende Verhaltensweisen und kognitive Reaktionen

Wird die Wahrnehmung der gegenwärtigen Bedrohung aktiviert, so kommt es zu intrusivem Wiedererleben, Symptomen der körperlichen Erregung und starken negativen Emotionen wie Angst, Wut, Schuld, Scham, Ekel, Demütigung oder Trauer. Die wahrgenommene Bedrohung motiviert eine Reihe von Verhaltensweisen und kognitiven Reaktionen, die die Betroffenen einsetzen, um ihre Belastung und die wahrgenommene Bedrohung zu mindern. Diese Verhaltensweisen und kognitiven Reaktionen sind verständlich (und hängen sinnvoll mit den persönlichen Bedeutungen zusammen, vgl. Kapitel 2.4), tragen jedoch zur Aufrechterhaltung der Störung bei. Abbildung 1 veranschaulicht das Modell. Die einzelnen Elemente werden im Folgenden näher erklärt.

Hohe Vorhersagekraft der im kognitiven Modell spezifierten Prozesse

Die Annahmen des Modells wurden in experimentellen Studien (z. B. Halligan et al., 2002; Michael, Ehlers & Halligan, 2005; Ehlers et al., 2012; Kleim, Ehring et al., 2012; Sündermann et al., 2013; Sachschal et al., 2019), Querschnittstudien (Dunmore et al., 1999; Ehlers et al., 2000; Duffy et al., 2013) und Längsschnittstudien mit traumatisierten Menschen oder Risikogruppen (z. B. Ehlers, Mayou et al., 1998; Dunmore et al., 2001; Halligan et al., 2003; Michael, Ehlers, Halligan & Clark, 2005; Kleim et al., 2007; Kleim, Ehlers et al., 2012; Ehring et al., 2008; Freeman et al., 2013; Wild et al., 2016) überprüft und empirisch unterstützt. Es wurde mehrfach repliziert, dass die im kognitiven Modell spezifizierten Faktoren eine chronische PTBS besser vorhersagen als anfängliche Symptome und andere bekannte Faktoren wie Traumatyp, Geschlecht, frühere Traumata, Vorgeschichte oder Familiengeschichte von Angststörungen oder Depressionen und Dissoziation während des Traumas (Ozer et al., 2003). Zum Beispiel rekrutierten Beierl et al. (2020) in einer Längsschnittstudie 828 Personen, die nach einer Gewalttat oder einem Verkehrsunfall in einer Notfallambulanz behandelt wurden, und untersuchten die Vorhersagekraft der im Modell spezifizierten Faktoren mit einer Pfadanalyse. Die kognitiven Faktoren sagten 52 % der Varianz in der Schwere der PTBS-Symptome sechs Monate später vorher, mehr als die frühen PTBS-Symptome, Traumatyp und Geschlecht (40 %).

---

3 Ich benutze im Folgenden meist den Singular „das Trauma", da in der Therapie jeweils ein spezifisches Trauma im Fokus der therapeutischen Arbeit steht. Mehrere Traumata, die wiedererlebt werden, können nacheinander bearbeitet werden. Therapeut:innen helfen den Patient:innen dabei, das Gelernte auf andere Traumata zu generalisieren.

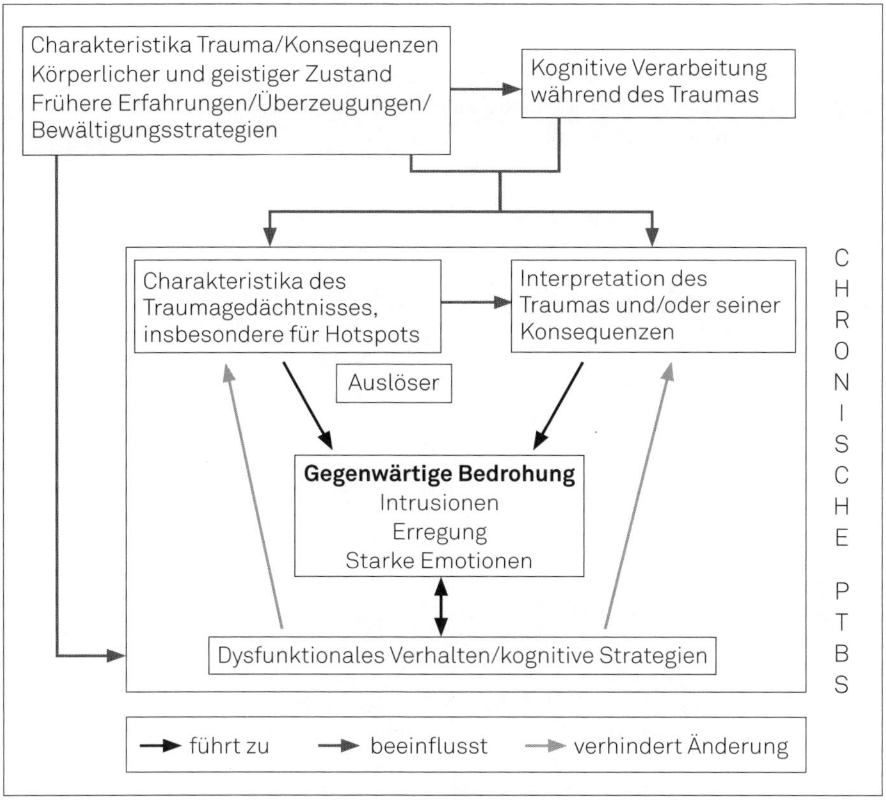

Abbildung 1: Modell der Posttraumatischen Belastungsstörung (im weiten Sinne nach DSM oder früheren Ausgaben der ICD) von Ehlers und Clark (2000)

2.2 Persönliche Bedeutungen des Traumas und/oder seiner Konsequenzen

Interpretation des Traumas und seiner Folgen führen zur Wahrnehmung einer gegenwärtigen Bedrohung

Nach Ehlers und Clarks (2000) Modell haben das traumatische Ereignis und/oder seine Folgen für Menschen mit PTBS individuell verschiedene negative Bedeutungen (Interpretationen), die zur Wahrnehmung einer schweren gegenwärtigen Bedrohung führen. Die Bedrohung kann entweder extern sein (z. B. „Überall lauern Gefahren", „Ich kann niemandem trauen") oder, sehr häufig, intern (z. B. Bedrohung der Selbstwahrnehmung als wertvolle, fähige Person, die wichtige Lebensziele erreichen kann; siehe auch Foa & Cahill, 2001; Janoff-Bulman, 1992; Resick & Schnicke, 1993). Die persönlichen Bedeutungen gehen über das hinaus, was jeder schrecklich finden würde, und sind oft an bestimmte, besonders emotionale Momente *(Hotspots)* des Traumas gebunden. Tabelle 2 gibt einige Beispiele. Nicht nur das Eintreten des traumatischen Ereignisses, sondern auch das eigene Erleben und Verhalten während des Traumas ist oft Gegenstand dieser bedrohlichen Bedeutungen. Zu den Folgen des Traumas, die solche bedrohlichen Bedeutungen haben können, gehören neben den anfänglichen

PTBS-Symptomen (siehe auch Ehlers & Steil, 1995) auch Reaktionen anderer Personen nach dem Trauma (z. B. Familie, Rettungskräfte, Polizist:innen) sowie negative körperliche, berufliche oder finanzielle Konsequenzen des Traumas oder die Probleme in zwischenmenschlichen Beziehungen, die bei der $kPTBS_{ICD-11}$ nun zu den diagnostischen Symptomen zählen.

Tabelle 2: Beispiele für individuell verschiedene negative Bedeutungen, die zur Wahrnehmung einer gegenwärtigen Bedrohung für die eigene Sicherheit oder das Selbstbild führen

Was wird interpretiert?		Persönliche negative Bedeutung
Traumatisches Erlebnis	Eintreten des traumatischen Ereignisses	• „Ich bin nirgends sicher.“ • „Das nächste Unglück wird bald eintreten.“ • „Ich muss ständig auf der Hut sein.“ • „Wenn andere wüssten, was mir passiert ist, würden sie auf mich herabsehen.“
	Das Trauma wurde mir von anderen Menschen zugefügt	• „Ich kann niemandem trauen.“ • „Andere Menschen sehen auf mich herab.“ • „Ich bin wertlos.“ • „Ich habe meine Würde verloren.“
	Das Trauma passierte mir	• „Ich ziehe Unglück an.“ • „Andere sehen mir an, dass ich ein leichtes Opfer bin.“ • „Gott will mich bestrafen.“ • „Ich verdiene, schlecht behandelt zu werden.“
	Eigenes Verhalten und Emotionen während des Traumas	• „Es ist meine Schuld, ich hätte es verhindern müssen.“ • „Wenn andere wüssten, was ich gemacht habe, werden sie mich verachten.“ • „Ich verdiene es, dass mir schlimme Dinge passieren.“ • „Ich breche bei Stress zusammen.“ • „Ich bin ekelerregend.“
PTBS-Symptome	Reizbarkeit, Wutausbrüche	• „Ich bin ein schlechter Mensch.“ • „Meine Ehe wird in die Brüche gehen.“ • „Ich kann mir nicht trauen, wenn ich mit meinen eigenen Kindern zusammen bin.“
	Emotionale Taubheit	• „Ich bin innerlich tot.“ • „Ich werde mich anderen nie wieder nahe fühlen.“ • „Ich bin kein Mensch mehr.“
	Intrusives Wiedererleben, Alpträume	• „Ich werde verrückt.“ • „Ich komme nie darüber hinweg.“

Tabelle 2: Fortsetzung

Was wird interpretiert?		Persönliche negative Bedeutung
	Konzentrationsprobleme	• „Mein Hirn hat einen Schaden abbekommen.“ • „Ich werde meine Stelle verlieren und in Armut leben.“
Reaktionen anderer Menschen	Positive Reaktionen	• „Sie denken, ich bin zu schwach, um selbst damit klarzukommen.“ • „Ich kann mich niemandem nahe fühlen.“
	Negative Reaktionen	• „Niemand ist für mich da.“ • „Ich kann mich auf niemanden verlassen.“
Andere Konsequenzen des Traumas	Körperliche Folgen	• „Mein Körper ist ruiniert.“ • „Ich werde nie mehr ein normales Leben führen können.“ • „Andere finden mich abstoßend.“
	Verlust der Arbeit, finanzielle Einbußen	• „Ich werde meine Kinder verlieren.“ • „Bald bin ich obdachlos und verliere alle Würde.“ • „Ich bin ein Versager, ich bin ein schlechter Vater.“ • „Mein Leben ist nicht lebenswert.“

2.3 Besonderheiten des Traumagedächtnisses

Häufig bruchstückhafte und unzusammenhängende Erinnerungen

Bittet man Patient:innen mit PTBS, ihr Trauma zu schildern, so zeigt sich, dass ihre Erinnerungen oft bruchstückhaft und unzusammenhängend sind. Zudem haben Betroffene oft Schwierigkeiten, einzelne Details oder die genaue Reihenfolge der Ereignisse abzurufen (Ehlers, 2015). Das lebhafte, *ungewollte* Wiedererleben von Momenten des Ereignisses steht in scheinbarem Widerspruch zu diesen Schwierigkeiten im willentlichen Abruf und muss durch Modelle der PTBS erklärt werden. Ebenfalls erklärt werden muss eine Reihe von Eigenschaften des intrusiven Wiedererlebens, die im folgenden Kasten aufgeführt sind.

Eigenschaften des intrusiven Wiedererlebens

Wiedererleben: Hier-und-Jetzt-Qualität, sensorische Eindrücke, Emotionen in Originalform

- Das intrusive Wiedererleben geschieht vornehmlich in Form sensorischer Eindrücke und Emotionen. Diese schließen alle Modalitäten ein, einschließlich körperlicher Empfindungen (z.B. eine Berührung, Kälteempfindung, Schmerz). Visuelle Intrusionen sind besonders häufig (Ehlers & Steil, 1995). Zum Beispiel sah ein Mann, der nachts einen Frontalzusammenstoß erlebt hatte, immer wieder die Scheinwerfer des entgegenkommenden Fahrzeugs vor sich.
- Die sensorischen Eindrücke werden erlebt, als würden sie im gegenwärtigen Moment geschehen, statt als Erinnerung an eine vergangene Erfahrung. Ent-

sprechend sind auch die damit verbundenen Gefühle (einschließlich körperlicher Reaktionen) die gleichen wie während des Traumas *(Emotionen in Originalform)*. Die Betroffenen sind sich – anders als bei autobiografischen Erinnerungen – nicht bewusst, dass es sich um eine Erinnerung handelt. Reemtsma (1997) hat dies in seinem Erfahrungsbericht über seine Entführung und einmonatige Gefangenschaft in einem Keller eindrücklich beschrieben. Er schreibt, dass er nach der Entführung immer wieder „im Keller" war (statt „*wie* im Keller").

Wiedererleben auch nach neuen Erfahrungen, die ursprünglichem Eindruck widersprechen

- Emotionen und sensorische Erinnerungen werden auch dann wiedererlebt, wenn die Person während des Ereignisses oder danach andere Erfahrungen macht, die ihrem ursprünglichen Eindruck widersprechen, oder sich vorherige Eindrücke als unwahr herausstellen (z. B., dass sie mit einer Spielzeugpistole statt einer echten Schusswaffe bedroht wurde).

Emotion ohne Erinnerung

- „*Emotion ohne Erinnerung*": Personen mit PTBS erleben teilweise körperliche Reaktionen oder Emotionen aus einem traumatischen Erlebnis wieder, ohne dabei eine bewusste Erinnerung an das Trauma zu haben. Zum Beispiel musste sich eine Patientin nach einem Unfall einer Kernspintomografie unterziehen. Während der Untersuchung wurde sie sehr ängstlich und versuchte, die (nicht vorhandene) „Tür" zu öffnen und sagte wiederholt „Ich komme nicht heraus". Sie verhielt sich genauso wie direkt nach ihrem Unfall, hatte aber dabei keine bewusste Erinnerung an den Unfall und konnte sich nicht erklären, warum der Kernspintomograf ihr so unangenehm war.

Auslöser müssen keine bedeutungsvolle Beziehung zum Trauma haben

- Ungewolltes Wiedererleben wird durch vielfältige Reize und Situationen ausgelöst. Viele der Auslöser haben keine starke bedeutungsvolle Beziehung zum traumatischen Ereignis, sondern sind vielmehr Reize, die zeitlich mit dem Trauma assoziiert sind. Typische Beispiele hierfür sind externe Reize, die kurz vor oder während des traumatischen Ereignisses wahrgenommen wurden (z. B. Farben, die Gestalt eines Menschen, Gerüche, ein bestimmter Satz, der in einem bestimmten Tonfall gesprochen wurde), ähnliche emotionale Zustände (z. B. sich hilflos oder gefangen fühlen) oder andere ähnliche interne Reize (z. B. die Berührung eines Körperteils, propriozeptive Rückmeldung von eigenen Bewegungen oder Körperhaltungen, starke körperliche Erregung).

Ehlers und Clark (2000) schlagen vor, dass dieses Muster der Erinnerungen (unzusammenhängender Abruf, lebhaftes ungewolltes Wiedererleben mit „Hier und Jetzt"-Qualität) durch die Art erklärt werden kann, wie das Trauma enkodiert und im Gedächtnis abgespeichert wurde. Im Einzelnen treffen sie drei Annahmen:

Gedächtnis für Erinnerung an schlimmste Momente des Traumas ungenügend verarbeitet und in Kontext integriert

Ungenügende Elaboration des Traumagedächtnisses und Einbettung in das autobiografische Gedächtnis. Autobiografische Erinnerungen sind normalerweise in einer geordneten und abstrahierten Weise im Gedächtnis gespeichert, die extrem lebhaftes und emotionales Wiedererleben verhindert (Conway, 1997). Erinnerungen können auf zwei Wegen aus dem autobiografischen Gedächtnis abgerufen werden: zum einen über absichtliche Suchstrategien nach bestimmten Erinnerungen, die sich an der Bedeutung des Ereignisses orientieren, zum anderen direkt über spezifische Reize oder Sinneseindrücke (z. B. bestimmte Gerüche oder Musik). Durch die hierarchische Struktur des autobiografischen Gedächtnisses wird der direkte Abruf gehemmt und Erinnerungen enthalten üblicherweise abstrahierte Informationen über das Ereignis und dessen Kontext (z. B. über die Lebensphase, Typ des Ereignisses, Bedeutung). Die Person ist sich der Tatsache bewusst, dass sie ein bestimmtes Erlebnis aus ihrem Leben erinnert. Es wird angenommen, dass das Trauma bei PTBS ungenügend elaboriert (d. h. in seiner Bedeutung verarbeitet) wurde. Das resultierende Traumagedächtnis wurde daher in seinen Kontext von Zeit, Raum, vorangegangenen und nachfolgenden Informationen und anderen autobiografischen Erinnerungen ungenügend integriert. Dies gilt insbesondere für die belastendsten Momente des Traumas, die anschließend wiedererlebt werden. Diese Momente sind mit anderen Aspekten des Ereignisses (z. B., dass die Person das Trauma überlebt hat) und anderen Ereignissen aus ihrem Leben ungenügend verbunden. Aufgrund dieser Entkoppelung ist zum einen der willentliche Abrufweg für die Erinnerung relativ schwach, zum anderen können Traumaerinnerungen leicht durch Reize und Sinneseindrücke ausgelöst werden, die denen vor und während des Traumas ähneln. Weiterhin fehlt beim Abruf der Kontext, was zur „Hier und Jetzt"-Qualität der Erinnerung führt, und sie ist nicht mit Informationen verbunden, die die ursprünglichen bedrohlichen Bedeutungen relativieren (z. B. „Ich bin nicht gestorben", „Es war nicht meine Schuld"). Die mangelnde Elaboration trägt auch zu den bedrohlichen Bedeutungen des Traumas bei, z. B. können unzusammenhängende Erinnerungen und Unklarheit über die Reihenfolge der Ereignisse zum verzerrten Eindruck beitragen, dass man das Trauma verschuldet hat.

Entkoppelung der Hotspots erleichtert ungewollten Abruf durch Sinneseindrücke und Reize. Abruf ohne Kontext mit „Hier-und-Jetzt-Qualität"

Unzusammenhängende Erinnerungen können zu bedrohlichen Interpretationen beitragen

Starke assoziative Gedächtnisverbindungen. Es wird angenommen, dass bei der PTBS besonders starke Reiz-Reiz-Assoziationen (S-S) und Reiz-Reaktion-Assoziationen (S-R) für die mit dem traumatischen Erlebnis verbundenen Reize und Sinneseindrücke vorliegen, die für das leicht auslösbare Wiedererleben mitverantwortlich sind. Reize, die kurz vor oder während des Traumas wahrgenommen wurden, werden mit einer schweren Bedrohung des Selbst assoziiert. Es handelt sich hierbei um solche Reize, die in der traumatischen Situation einen hohen Informationsgehalt hatten, d. h., sie sagten das traumatische Ereignis bzw. dessen schlimmste Momente vorher.

Starke Bildung von Assoziationen zwischen Reizen, Sinneseindrücken und emotionalen Reaktionen während des Traumas

Beispiel: Die Rolle von Reiz-Reiz-Assoziationen bei der Auslösung des intrusiven Wiedererlebens

Jan Philipp Reemtsma (1997) beschreibt, dass er nach seiner Entführung immer wieder das Klopfen der Entführer an die Tür des Kellers hörte. Erst mit der Zeit wurde ihm bewusst, dass das intrusive Wiedererleben des Klopfens häufig durch das Hören von Schritten ausgelöst wurde. Während der Gefangenschaft im Keller waren sich nähernde Schritte mit dem Klopfen assoziiert worden, das wiederum das Hereinkommen der Entführer und die damit verbundene Todesgefahr anzeigte.

Wie Reemtsmas Beispiel zeigt, sind sich die Betroffenen beim Abruf der Assoziationen nicht notwendigerweise der Auslöser bewusst. Dies erschwert die Diskrimination derjenigen Reize, die während des Traumas zugegen waren, von den Triggerreizen im aktuellen Kontext. Zudem behindert es das Lernen der bedingten Wahrscheinlichkeiten, unter welchen Bedingungen die während des traumatischen Ereignisses wahrgenommenen Reize in der Gegenwart Gefahr anzeigen. Auch erklärt der ungewollte Abruf der Assoziationen das oben beschriebene Phänomen der „Emotionen ohne Erinnerung".

Schlechte Diskrimination der Auslöser des Wiedererlebens von ähnlichen Reizen und Sinneseindrücken beim Trauma

Starkes Priming. Priming ist eine Form des impliziten Gedächtnisses. Reizkonfigurationen, die schon einmal wahrgenommen wurden, haben eine niedrigere Wahrnehmungsschwelle als neue Reize. Ehlers und Clark (2000) nehmen an, dass bei der PTBS ein besonders starkes Priming für Reize vorliegt, die während des traumatischen Erlebnisses wahrgenommen wurden. Die Erkennungsschwelle ist dadurch reduziert, sodass ähnliche Reize besonders leicht Wiedererlebenssymptome auslösen können. Belege hierfür fanden sich in einer Reihe von experimentellen Studien (z. B. Michael & Ehlers, 2007; Kleim, Ehring & Ehlers, 2012; Ehlers et al., 2012; Sündermann et al., 2013). Da sich implizite Gedächtnisspuren nicht gut von anderen Gedächtnisspuren unterscheiden, kann eine vage Ähnlichkeit dazu führen, dass ein Reiz als derjenige wahrgenommen wird, der während des Traumas zugegen war (schlechte Reizdiskrimination).

2.4 Verhaltensweisen und kognitive Strategien, die eine PTBS aufrechterhalten

Wenn Personen mit PTBS eine schwere gegenwärtige Bedrohung und die damit verbundenen Symptome wahrnehmen, versuchen sie verständlicherweise, diese mit einer Reihe unterschiedlicher Strategien unter Kontrolle zu bringen. Die Wahl der Strategien hängt von den individuellen Bedeutungen des Traumas und/oder dessen Folgen ab sowie von allgemeinen Überzeugungen, wie sie am besten mit Belastungen fertigwerden. Dies wird in Tabelle 3 anhand von Beispielen illustriert. Eine Vielfalt der Versuche, die Bedrohung bzw. die Symptome zu reduzieren, erhalten die PTBS über mindestens einen von drei Mechanismen aufrecht:

- Sie erzeugen PTBS-Symptome.
- Sie verhindern eine Veränderung der negativen Bedeutungen des Traumas und/oder seiner Folgen.
- Sie verhindern die Elaboration des Traumagedächtnisses.

Tabelle 3: Beispiele für den Zusammenhang zwischen persönlichen Bedeutungen des Traumas oder seiner Folgen und Verhaltensweisen bzw. kognitiven Strategien, die die PTBS aufrechterhalten

Persönliche Bedeutung	Aufrechterhaltende Verhaltensweisen/ kognitive Strategien
Meiner Familie wird wieder ein Unglück passieren.	Meine Kinder/meine Frau/meinen Mann nicht allein aus dem Haus lassen; genau beobachten, ob irgendwo Gefahr droht
Wenn ich nicht spezielle Vorsichtsmaßnahmen treffe, werde ich wieder zusammengeschlagen.	Waffe mitnehmen; auf der Hut vor gefährlichen Leuten sein; Menschenansammlungen vermeiden; immer nahe beim Ausgang bleiben
Ich kann niemandem trauen.	Anderen Menschen aus dem Weg gehen; nicht über mich sprechen; besondere Vorsichtsmaßnahmen ergreifen, z. B. Messer mitnehmen; unauffällige Kleidung tragen

Tabelle 3: Fortsetzung

Persönliche Bedeutung	Aufrechterhaltende Verhaltensweisen/ kognitive Strategien
Wenn ich genau an das Trauma denke, ... werde ich verrückt. ... breche ich zusammen. ... werde ich jemandem etwas antun. ... kriege ich einen Herzinfarkt.	Mit aller Gewalt versuchen, nicht an das Trauma zu denken; mich ständig mit Aktivitäten beschäftigt halten; meine Gefühle unter Kontrolle halten; Alkohol, Medikamente oder Drogen einnehmen
Wenn ich meine Gefühle nicht kontrolliere, ... kann ich nicht arbeiten und verliere meine Stelle. ... werde ich die Beherrschung verlieren und Leute anbrüllen.	Gefühle betäuben; alles vermeiden, was negative oder positive Gefühle auslösen könnte; Alkohol oder Medikamente einnehmen
Niemand interessiert sich für mich.	Sozialer Rückzug; nicht mit anderen Menschen über mich sprechen
Ich bin minderwertig, andere sehen auf mich herab.	Grübeln über das Trauma; in sozialen Situationen im Hintergrund bleiben; nicht mit anderen Menschen sprechen
Andere Menschen würden mich verachten, wenn sie wüssten, was ich im Trauma getan habe.	Andere Menschen vermeiden; nicht über Trauma sprechen
Wenn ich meine Freund:innen besuche oder anrufe, werden sie mir Fragen stellen und denken, dass ich ein Schwächling bin, weil ich immer noch nicht über das Trauma hinweg bin.	Kontakt zu Freund:innen vermeiden oder abbrechen
Wenn ich nicht einen Weg finde, den Täter zu bestrafen, hat er gewonnen.	Nachgrübeln, wie ich mich rächen kann; Informationen über den Täter im Internet suchen
Leute sind von meinen Narben angewidert.	Anderen Menschen aus dem Weg gehen; Gesicht mit Händen bedecken; starkes Make-up tragen; nach unten sehen
Durch das Trauma ist mein Leben völlig ruiniert, hat keinen Sinn mehr.	Grübeln über die Verluste bzw. die Ungerechtigkeit; Aufgeben von Aktivitäten, die früher wichtig waren; sozialer Rückzug
Wenn ich Dinge tue, die mir früher Spaß brachten, werde ich bestraft, und es passiert wieder etwas Schlimmes.	Aktivitäten aufgeben; keine Pläne machen; ständig auf der Hut sein

Verhalten kann PTBS-Symptome erzeugen oder verschlimmern

Ein Beispiel für eine kognitive Strategie, die PTBS-Symptome verschlimmert, ist die *Unterdrückung* von Traumaerinnerungen. Wenn Patient:innen versuchen, ungewollte Erinnerungsbilder, -geräusche etc. mit aller Gewalt aus dem Kopf zu drängen, so hat das den paradoxen Effekt, dass die Häufigkeit der ungewollten Erinnerungen zunimmt (z.B. Shipherd & Beck, 1999). Ein weiteres typisches Beispiel ist, dass *Verhaltensweisen*, die *zur Kontrolle von einigen PTBS-Symptomen* eingesetzt werden, andere Symptome verschlimmern können. So wird der Versuch, Alpträume dadurch zu verhindern, sehr spät oder gar nicht ins Bett zu gehen, andere Symptome wie Konzentrationsschwierigkeiten, Interesselosigkeit oder Reizbarkeit verschlimmern.

Verhalten verhindert Änderung der bedrohlichen Bedeutungen

Zu den Verhaltensweisen, die eine Veränderung der bedrohlichen Bedeutungen des Traumas verhindern, gehört das sogenannte *Sicherheitsverhalten*. Dies sind übertriebene Vorsichtsmaßnahmen, die erwartete zukünftige Katastrophen verhindern oder abmildern sollen (Salkovskis, 1996). Sie verhindern jedoch die Überprüfung der Annahme, dass die Katastrophe eintreten wird, wenn das Verhalten nicht ausgeführt wird. So wird ein Patient, der immer eine Waffe bei sich trägt, nicht seine Annahme überprüfen können, dass er angegriffen und umgebracht werden wird, wenn er keine Waffe bei sich hat.

Zu den Strategien, die eine Elaboration (tiefere Verarbeitung) des Traumagedächtnisses verhindern, gehört die *kognitive Vermeidung*. Patient:innen mit chronischer PTBS versuchen entweder, gar nicht an das Ereignis zu denken und sich ständig mit anderen Dingen zu beschäftigen, oder sie versuchen, sich nur unter Auslassung der emotional belastendsten Aspekte an das Ereignis zu erinnern (ähnlich einer Aussage bei der Polizei). Vermeidung verhindert die Elaboration des Gedächtnisses (z.B. die Feststellung, dass die Reihenfolge der Ereignisse zeigt, dass man das Trauma nicht verschuldet hat) sowie die Überprüfung dysfunktionaler Annahmen darüber, was passieren wird, wenn man an das Trauma denkt (z.B. „Ich werde verrückt").

Verhalten verhindert Elaboration des Traumagedächtnisses

Entsprechend verhindert die *Vermeidung von Situationen*, die an das Trauma erinnern, sowohl eine Elaboration des Traumagedächtnisses als auch eine Veränderung bedrohlicher Bedeutungen, wie z.B. „Wenn ich ... tue, wird wieder ein Trauma passieren" oder „Wenn ich ... sehe, werde ich so wütend werden, dass ich ihn umbringe" (vgl. auch Tabelle 3). Die Vermeidung von Orten des Geschehens verhindert häufig die Modifikation der Überzeugung, dass man das traumatische Ereignis hätte verhindern können (z.B. nach Autounfällen). Da Reize und Situationen, die an das Trauma erinnern, oft passende Hinweisreize zum Abruf schwer verfügbarer Informationen sind, verhindert die Vermeidung dieser Reize auch eine tiefere Verarbeitung (Elaboration) des Traumagedächtnisses und dessen Integration in seinen Kontext.

Grübeln über Trauma und Traumafolgen wichtiger aufrechterhaltender Faktor

Grübeln über das Trauma und seine Folgen steht ebenfalls einer Verarbeitung des Traumas im Weg. Es ist einer der wichtigsten prognostischen Faktoren für die Aufrechterhaltung der PTBS (z.B. Kleim et al., 2007; Ehring et al., 2008; Beierl et al., 2020). Zum einen verhindert das Grübeln wie die kognitive Vermeidung die Elaboration des Traumagedächtnisses. Dies ist der Fall, da sich Grübelgedanken auf „Was wäre, wenn ..."-Fragen konzentrieren statt darauf, wie das traumatische Ereignis geschah und erlebt wurde. Zum anderen verstärkt das Grübeln problematische Bedeutungen wie „Das Trauma hat mein Leben ruiniert". Weiterhin kann es direkt zu negativen Gefühlen wie Niedergeschlagenheit, Hoffnungslosigkeit, Ärger oder nervöser Anspannung führen und über interne Hinweisreize ungewolltes Wiedererleben auslösen.

Weitere Beispiele kurzfristig erleichternder, aber langfristig nicht hilfreicher Strategien zur Kontrolle der wahrgenommenen Bedrohung und/oder Symptome sind Konsum von Alkohol oder Medikamenten, das Aufgeben zuvor bedeutsamer Aktivitäten, Dissoziation (d.h. eine mangelnde Integration des Denkens, Fühlens und Handelns, die sich z.B. in Depersonalisation, Derealisation oder emotionaler Taubheit äußern kann) sowie Hypervigilanz und selektive Aufmerksamkeit auf Gefahrenreize.

Bewältigungsversuche durch Substanzgebrauch, Rückzug von Aktivitäten und Kontakten, Dissoziation, Hypervigilanz und selektive Aufmerksamkeit langfristig nicht hilfreich

2.5 Kognitive Verarbeitung während des Traumas

Die persönlichen Bedeutungen des Traumas und das Traumagedächtnis werden durch die kognitive Verarbeitung während des Traumas beeinflusst. So fanden wir, dass Selbstaufgabe *(mental defeat)* während einer körperlichen oder sexuellen Gewalttat oder politischer Inhaftierung chronische PTBS (z.B. Boos et al., 1998; Beierl et al., 2020) und schlechtes Ansprechen auf Expositionstherapie (Ehlers, Clark et al., 1998) vorhersagte. Selbstaufgabe bezieht sich auf den wahrgenommenen Verlust jeglicher Autonomie verbunden mit dem Gefühl, kein Mensch mehr zu sein oder permanent erniedrigt zu sein. Personen, die sich während des Traumas aufgeben, werden mit größerer Wahrscheinlichkeit als andere Gewaltopfer das Trauma als Beleg einer negativen Sicht ihrer Person interpretieren, z.B., dass sie schwach oder wertlos sind oder dass sie durch das Trauma einen dauerhaften Schaden erlitten haben.

Chronischer Verlauf bei Selbstaufgabe während des Traumas sowie geringer Erfolg von prolongierter Expositionstherapie

Die Qualität des Traumagedächtnisses hängt von der Qualität der Informationsverarbeitung während des Traumas (also bei der Enkodierung) ab. Hier sind die Tiefe und Organisation der Verarbeitung (datenorientierte versus konzeptuelle Verarbeitung), das Ausmaß der selbstbezogenen Verarbeitung und die Fähigkeit, während des Traumas Eindrücke auf ihren Wahrheitsgehalt hin zu beurteilen, relevant.

2.6 Weitere Variablen, die die Entwicklung und Aufrechterhaltung einer PTBS beeinflussen

Wie in Abbildung 1 (vgl. Seite 15) dargestellt, berücksichtigt das Störungsmodell, dass eine Reihe von Hintergrundvariablen beeinflusst, wie das Trauma und seine Konsequenzen kognitiv verarbeitet und interpretiert werden, wie das Trauma im Gedächtnis abgelegt wird und welche Strategien eine Person wählen wird, um die wahrgenommene Bedrohung oder die PTBS-Symptome unter Kontrolle zu bringen. Hierzu gehören z.B. die Dauer und Vorhersehbarkeit des Traumas, Reaktionen wichtiger Bezugspersonen nach dem Trauma, der eigene Zustand vor dem Trauma (z.B. Erschöpfung, Alkoholgenuss, Grad der Angst und körperlichen Erregung), Intelligenz und Persönlichkeitsfaktoren wie Neurotizismus, frühere Erfahrungen (z.B. andere Traumata wie sexueller Kindesmissbrauch) und Überzeugungen (z.B. zur Wahrscheinlichkeit, dass einem selbst ein Trauma passieren wird, zum Selbstwert, zur Bedeutung psychischer Probleme und zur Bedeutung ungewollter Gedanken) sowie eine Vorgeschichte von Angststörungen oder Depressionen (siehe z.B. Breslau et al., 1991). Die Liste der Hintergrundvariablen ist nicht vollständig. Sie werden weder als notwendige noch als hinreichende Bedingungen in der Entstehung einer chronischen PTBS betrachtet. Bei

Art des Traumas, Zustand während des Traumas, frühere Erfahrungen, Überzeugungen, gelernte Coping-Strategien und Persönlichkeitsfaktoren können die Entwicklung einer PTBS beeinflussen

der Ableitung einer individuell zugeschnittenen Konzeption der Störung für einzelne Patient:innen ist es jedoch sinnvoll, relevante Variablen zu berücksichtigen. Sie werden als Faktoren betrachtet, welche die drei wesentlichen Mechanismen der PTBS beeinflussen (bedrohliche Bedeutungen des Traumas bzw. seiner Konsequenzen, Merkmale des Traumagedächtnisses und Wahl der Strategien zum Umgang mit der wahrgenommenen Bedrohung und den Symptomen).

2.7 Andere Störungsmodelle

Eine Reihe anderer Störungsmodelle haben zur Entwicklung von kognitiv-verhaltenstherapeutischen Behandlungsmethoden beigetragen. Insgesamt betrachtet besteht trotz Differenzen in den Schwerpunkten dieser Ansätze Einigkeit darüber, dass zwei wesentliche Prozesse zur Entwicklung von PTBS beitragen: (1) Besonderheiten des Gedächtnisses für das Trauma, die zu ungewolltem sensorisch dominiertem Wiedererinnern ohne Kontext führen, und (2) dysfunktionale Kognitionen wie grundlegende oder spezifische Überzeugungen zur Bedeutung des Traumas für das Selbstbild, das Vertrauen in andere Menschen und die wahrgenommene Sicherheit. Vermeidungsverhalten wird als aufrechterhaltender Faktor betrachtet. Die Bedeutung dieser Faktoren wurde vielfach auch empirisch belegt (siehe die Metaanalysen von Brewin & Field, 2024; Brown et al., 2019).

Konditionierung und Extinktion von Furchtreaktionen

Die Gruppen um Keane und um Foa (Foa et al., 1991; Keane & Kaloupek, 1982) leisteten Pionierarbeit bei der systematischen Anwendung von In-vivo-Exposition und imaginärer Exposition zur Behandlung von PTBS. Expositionstherapien basieren auf der klassischen Theorie, dass Vermeidungsverhalten die Löschung (Extinktion) konditionierter Furchtreaktionen verhindert. Durch Exposition mit Reizen, die an das Trauma erinnern, und die imaginäre Exposition mit Traumaerinnerungen soll in der Therapie die Löschung konditionierter Reaktionen gefördert werden (z. B. Keane & Kaloupek, 1982). Mehrere Theoretiker:innen wiesen jedoch darauf hin, dass Konditionierung allein nicht ausreicht, um alle Symptome einer PTBS zu erklären, einschließlich der Merkmale des intrusiven Wiedererlebens, die für die Störung von zentraler Bedeutung sind. Auch hat die neuere Konditionierungsforschung gezeigt, dass durch Exposition keine Löschung der Assoziationen zwischen dem konditionierten Reiz und den konditionierten Reaktionen stattfindet. Vielmehr wird eine neue Assoziation zwischen dem Reiz und Sicherheit aufgebaut, die die ursprüngliche Assoziation hemmt (Bouton et al., 2021).

Foa: Angststruktur im Gedächtnis als Netzwerk von Assoziationen

Foa et al. schlugen die *Emotional Processing Theory* für Angststörungen und PTBS vor (z. B. Foa & Kozak, 1986; Foa & Rothbaum, 1998), die den theoretischen Rahmen für die *prolongierte Expositionstherapie* bildet. Sie postulieren eine spezifische Angststruktur, ein Netzwerk von Assoziationen im Gedächtnis, das sowohl übermäßige Reiz- und Reaktionselemente als auch pathologische Bedeutungselemente umfasst. Beispielsweise kann eine Überlebende eines Autounfalls die Farbe des Autos, das sie angefahren hat, sowie Atembeschwerden (die beim Öffnen des Airbags auftraten) mit Gefahr assoziieren und darauf mit Angst reagieren. Die Angststruktur von Trauma-Überlebenden mit PTBS umfasst nach diesem Modell auch zwei grundlegende dysfunktionale Überzeugungen, nämlich dass die Welt völlig gefährlich ist und das Selbst völlig inkompetent ist. Laut Foa und Kozak (1986) kann die Angststruktur verändert werden, indem man sie aktiviert und durch Informationen verändert, die mit ihren Elementen nicht kompatibel sind. Insbesondere soll die Habituation, die bei längerer Exposition eintritt, in die Angststruktur integriert werden und die pathologischen Elemente mit realistischen Einschätzungen ersetzen. Allerdings wurde die Hypothese der Habituation innerhalb und zwischen den Therapiesitzungen nicht überzeugend nachgewiesen (Rupp et al., 2017). Dementsprechend wurden in die prolongierte Expositionstherapie im Laufe der Zeit auch kognitive Elemente, wie die Besprechung von Schuldgefühlen im Anschluss an die Exposition, aufgenommen. Auch wurde die Annahme einer Löschung der problematischen Assoziationen in der Angststruktur durch die Annahme einer Hemmung der Assoziationen ersetzt (Foa & Cahill, 2001).

Resick: Dysfunktionale Änderungen in kognitiven Schemata

Resick und Schnicke (1993), die die *Kognitive Verarbeitungstherapie* (*Cognitive Processing Therapy)* entwickelten, sehen Veränderungen in kognitiven Schemata als zentral für das Verständnis und die Behandlung von PTBS. Sie schlugen vor, dass kognitive Akkommodation (Änderung vorhandener kognitiver Schemata) notwendig ist, um das traumatische Ereignis kognitiv zu integrieren. Nach ihrer Theorie nehmen Menschen mit PTBS eine ungenaue und übergeneralisierte Akkommodation vor (z. B. „Menschen haben entweder die völlige Kontrolle über ihr Leben oder sind außer Kontrolle"). Des Weiteren können Menschen mit PTBS eine unangemessene Assimilation zeigen, indem sie ihre Interpretation des Traumas verändern, um frühere Überzeugungen aufrechtzuerhalten. Beispielsweise können Menschen mit PTBS glauben, dass die Schuld eines erlebten gewalttätigen Angriffs bei ihnen liegen müsse, weil sie generell davon überzeugt sind, dass die Welt fair ist und Menschen das bekommen, was sie verdienen. Die Ursache des Angriffs wird so dem Selbst zugeschrieben, um das Trauma in das bestehende Schema der Welt integrieren zu können.

Brewin: Starke S-Repräsentation bei schwacher C-Repräsentation verursacht intrusives Wiedererleben

Andere theoretische Modelle definieren Eigenschaften des Traumagedächtnisses, die einen reduzierten willentlichen Abruf und das intrusive Erleben des Traumas hervorbringen. Die *Dual Representation Theory* (Brewin, Gregory, Lipton & Burgess, 2010) schlägt vor, dass Erlebnisse im Gedächtnis zweifach repräsentiert sind. Zum einen auf niedriger Ebene, eine auf Empfindungen basierende S-Repräsention (früher „situativ zugängliche Erinnerungen"), die nicht bewusst abgerufen werden kann und unwillkürlich ausgelöst wird; zum anderen eine abstraktere, deklarative kontextuelle C-Repräsentation (früher „verbal zugängliche Erinnerungen"). Die beiden Repräsentationen sind mit unterschiedlichen Teilen des Gehirns verbunden, parallel zu den dorsalen und ventralen visuellen Strömen: C-Repräsentationen mit dem Hippocampus und S-Repräsentationen mit parietalen Bereichen, den Amygdalae und der Insula (Brewin, Gregory, Lipton & Burgess, 2010; Brewin, 2014). Nach diesem Modell führen stark belastende Situationen dazu, dass sich ungewöhnlich starke S-Repräsentationen aufgrund einer erhöhten Beteiligung der Amygdalae sowie schwache C-Repräsentationen (die für einige Teile des Gedächtnisses tatsächlich völlig fehlen können) aufgrund einer verringerten Beteiligung des Hippocampus bilden. Zudem gibt es beeinträchtigte Verbindungen zwischen den beiden Repräsentationen. Wenn Traumaerinnerungen ausgelöst werden, führen die S-Repräsentationen zu einem starken unwillkürlichen perzeptuellen Wiedererleben des Traumas. Aufgrund der fehlenden Kontextualisierung und Top-down-Regulierung wird die Erfahrung nicht als Erinnerung erkannt. Diese Theorie ist mit mehreren der empirisch abgesicherten Therapieprogrammen kompatibel. Wie in Ehlers und Clarks (2000) Modell und der Kognitiven Therapie für PTBS sagt Brewins Theorie weiterhin vorher, dass zur Reduktion des intrusiven Wiedererlebens nicht das ganze Trauma durch lange und wiederholte Exposition bearbeitet werden muss, sondern spezifisch jene Momente im Gedächtnis verändert werden müssen, die ungewollt wiedererlebt werden.

Elbert und Schauer: Zwei Repräsentationen des Traumagedächtnisses, kohärente Lebensgeschichte und Stadien der Dissoziation

Auch Elbert und Schauer (2002) schlagen zwei Repräsentationen des Traumagedächtnisses vor. Ihre Theorie liegt der *Narrativen Expositionstherapie* zugrunde (Schauer et al., 2012; Neuner et al., 2008), die für Menschen mit langen oder wiederholten Traumata entwickelt wurde und die Formulierung einer chronologischen Lebensgeschichte beinhaltet. Mittels der Erstellung dieser Geschichte soll erreicht werden, dass das assoziative Netzwerk sensorischer, affektiver und kognitiver Elemente des Traumas in den Kontext der kohärenten Lebensgeschichte integriert wird. Schauer und Elbert (2015) spezifizieren auf Grundlage psychobiologischer Befunde verschiedene Stadien der Dissoziation als Stufen von Abwehrreaktionen: zunächst Dominanz des sympathischen Nervensystems und später Dominanz des parasympathischen Nervensystems, die in einem völligen *Shutdown* (z. B. Ohnmacht, Verlust der Bewegungs- oder Sehfähigkeit) enden kann.

Rubin: Stärkeres assoziatives Lernen in Zeiten hoher Belastung

Die obigen Theorien zu Charakteristika des Traumagedächtnisses wurden von Rubin et al. (z. B. 2016) infrage gestellt. Sie argumentieren, dass keine Besonderheiten des Traumagedächtnisses angenommen werden müssen, um intrusives Wiedererleben zu erklären. Sie postulieren, dass Wiedererleben hinreichend durch stärkeres assoziatives Lernen in Zeiten hoher Belastung erklärt werden kann, das zu einer besseren Zugänglichkeit von Traumaerinnerungen führt. Sie legten eine Reihe von negativen Ergebnissen zu Unterschieden zwischen Erinnerungen an Traumata und anderen Erlebnissen vor (z. B. Rubin et al., 2016). Brewin (2016) hat allerdings aufgezeigt, dass methodische Unterschiede die negativen Ergebnisse erklären (z. B. Untersuchungen an Studierenden statt an klinischen Stichproben). Außerdem wurden bei den Studien Wiedererlebenssymptome ausgeschlossen, die in der klinischen Praxis wichtig sind, wie das Erleben von Symptomen und körperlichen Reaktionen ohne bewusste Erinnerung an das Trauma (Ehlers, 2015). Weiterhin fand eine Metaanalyse von Brewin und Field (2024), dass auch unter Einschluss der Ergebnisse von Rubins Gruppe ein starker Zusammenhang zwischen PTBS-Symptomen und unzusammenhängenden, wenig organisierten Traumaerinnerungen besteht.

STAIR und DBT: Defizite in interpersonellen Kompetenzen und in der Emotionsregulation

Neben den obigen Theorien, die übereinstimmend Besonderheiten im Traumagedächtnis und dysfunktionale Kognitionen betonen, wurden insbesondere bei der $\text{kPTBS}_{\text{ICD-11}}$ oder nach Misshandlung in der Kindheit auch Defizite in interpersonellen Kompetenzen (Pfaltz et al., 2022) und der Emotionsregulation beobachtet (z. B. Eftekhari et al., 2009; Bonn-Miller et al., 2011). Entsprechend werden in einigen Therapieprogrammen für diese Patient:innen Techniken zur besseren Emotionsregulation und zwischenmenschlichen Kommunikation geübt, bevor die Exposition mit Traumaerinnerungen beginnt, z. B. das *Skillstraining zur affektiven und interpersonellen Regulation* (STAIR; Cloitre et al., 2002; Cloitre et al., 2010) und die *Dialektisch-Behaviorale Therapie* (DBT-PTSD; Steil et al., 2018; Bohus et al., 2020).

Erkenntnisse über die Mechanismen des Arbeitsgedächtnisses wurden auf Methoden zur Reduktion von intrusiven Traumaerinnerungen angewendet. Durch zusätzliche Stimulation kann der visuelle Skizzenblock des Arbeitsgedächtnisses belastet werden, was zu einer Abnahme der Lebhaftigkeit und Emotionalität traumatischer Bilder führt. Laut einer systematischen Übersicht hat diese Hypothese unter anderen Erklärungsversuchen für die Wirksamkeit von *Eye Movement Desensitisation and Reprocessing* (EMDR; Shapiro, 2014) die größte empirische Unterstützung erhalten (Landin-Romero et al., 2018). Bei der EMDR fokussieren Patient:innen kurz auf Bilder aus dem Trauma, während sie gleichzeitig mit ihren Augen den rhythmischen Bewegungen der Hand der Therapeutin folgen oder eine andere bilaterale Stimulierung durchführen. Die Theorie des Arbeitsgedächtnisses liegt auch Untersuchungen zugrunde, in denen versucht wurde, direkt im Anschluss an ein Trauma durch Spielen von Tetris die Wahrscheinlichkeit zu senken, dass sich intrusives Wiedererleben und eine PTBS entwickeln (Iyadurai et al., 2018).

EMDR: Bilaterale Stimulierung führt zu einer Abnahme der Lebhaftigkeit und Emotionalität traumatischer Bilder

3 Diagnostik und Indikation

Bei der Diagnostik gilt es zunächst festzustellen, ob eine Behandlung mit Traumafokus für den Patienten zu dem gegebenen Zeitpunkt geeignet und möglich ist (vgl. hierzu auch die Karte „Kurzanleitung für die Exploration" am Ende des Buches). Hierzu werden die in Kapitel 3.1 dargestellten Fragen bzw. Themen abgeklärt. In Kapitel 3.2 werden dann die für die Therapieplanung bedeutsamen diagnostischen Maßnahmen beschrieben. Im Folgenden wird der Einfachheit halber die Abkürzung PTBS im weiten Sinne benutzt, d.h., diese beinhaltet sowohl die eng definierte $\text{PTBS}_{\text{ICD-11}}$ als auch die $\text{kPTBS}_{\text{ICD-11}}$.

3.1 Diagnostik der Symptomatik und Indikationshinweise

Welche traumatischen Erlebnisse sind für die jetzige Behandlung relevant? Die meisten Patient:innen, die eine Behandlung aufsuchen, haben in ihrem Leben mehrere potenziell traumatische Ereignisse erlebt; aber nicht alle sind für die jetzige Behandlung relevant. Im Vordergrund der Behandlung stehen die Ereignisse, die zum gegebenen Zeitpunkt wiedererlebt werden. Verbindungen zwischen den Ereignissen hinsichtlich ihrer Bedeutung und ähnlicher sensorischer Komponenten werden exploriert. Es wird besprochen, welche Ereignisse am belastendsten sind und mit welchem Ereignis die Behandlung beginnen soll.

Welche traumatischen Erlebnisse werden wiedererlebt?

Hat die Patientin eine PTBS? Welche anderen Probleme liegen vor? Im Centre for Anxiety Disorders and Trauma in Oxford und London führen wir routinemäßig ein strukturiertes Interview zur Erfassung der PTBS und anderer Störungen durch (CAPS, DIPS oder SCID-5-CV; vgl. Kapitel 1.7). Komorbide Störungen und Probleme werden ebenfalls erfasst. Hierbei ist insbesondere auf Substanzmissbrauch und Risikoverhalten zu

PTBS und/oder andere Diagnosen?

achten. Bei Patient:innen, die wegen des Traumas sehr ärgerlich sind, sollte weiterhin erfragt werden, inwiefern sie in der Vorgeschichte (vor oder nach dem Trauma) Anzeichen für *schlechte Ärgerkontrolle oder Impulskontrolle* gezeigt haben (z. B. gewalttätige oder kriminelle Handlungen). Bei diesen Patient:innen sind Interventionen zur besseren Ärgerkontrolle indiziert (vgl. Kapitel 4.8.4).

Häufige andere Probleme bei Patient:innen mit PTBS

- Depressionen,
- andere Angststörungen,
- Probleme in der Partnerschaft,
- sexuelle Störungen (insbesondere bei Opfern sexueller Gewalt),
- Substanzmissbrauch (Alkohol, Rauchen, Medikamente, Drogen),
- körperliche Beschwerden, Somatisierungsstörungen.

Ist PTBS die primäre Störung für die Behandlung?

Die PTBS sollte eine primäre psychische Störung sein. Kognitive Verhaltenstherapie (KVT) mit Traumafokus wurde für Patient:innen entwickelt, deren primäre Störung eine PTBS ist. Falls Probleme, wie z. B. Angststörungen, Depressionen, Substanzmissbrauch, Essstörungen oder Probleme in der Partnerschaft vorliegen, muss entschieden werden, inwiefern diese auch behandlungsbedürftig sind, und wenn ja, was die primäre Störung ist. Nützlich für diese Entscheidung ist die Frage:

> Stellen Sie sich vor, wir hätten einen Zauberstab und könnten ___ *(Symptome der PTBS)* einfach wegzaubern. Meinen Sie, dass Sie in diesem Fall mit ___ *(andere Probleme und Symptome)* zurechtkommen könnten, oder meinen Sie, dass Sie hierfür die Hilfe von Fachleuten brauchen würden?

Risikoerwägungen: Akute Suizidgefahr, Abhängigkeiten, Risikoverhalten und mangelnde Ärgerkontrolle

Komorbide Störungen mit Risikoerwägungen. Suizidgedanken und eventuelle Suizidpläne sollten sorgfältig erfasst werden, ebenso wie Suizidversuche und Selbstverletzung in der Vorgeschichte. Besteht *akute Suizidgefahr,* so hat dieses Thema Priorität für die Behandlung.

Missbrauch von Alkohol oder anderen Substanzen ist bei PTBS häufig und kann oft als Versuch verstanden werden, das intrusive Wiedererleben und negative Emotionen unter Kontrolle zu bringen. Substanzmissbrauch kann mit der Behandlung interferieren (z. B. Einhaltung von Terminen, Motivation zu Aktivitäten, Kapazität zur Informationsverarbeitung). Die Therapeutin bespricht mit dem Patienten, inwiefern er bereit ist, den Konsum zu reduzieren. Oft berichten Patient:innen, dass das intrusive Wiedererleben dies bisher schwer gemacht hat, und die Aussicht auf Therapie sie dazu motiviert, den Substanzkonsum zu reduzieren. Es sollte zumindest eine Vereinbarung getroffen werden, vor den Therapiesitzungen keine Substanzen zu konsumieren. In der Therapie wird dann der Substanzkonsum als eine die PTBS aufrechterhaltende Verhaltensweise im individuellen Störungsmodell berücksichtigt.

Bei Patient:innen mit *Abhängigkeit* (z. B. Entzugssymptome, Priorisierung von Substanzkonsum) von Alkohol oder anderen Substanzen sollte die Abhängigkeit mit Priorität behandelt werden. Patient:innen bevorzugen im Allgemeinen nach dem Entzug eine parallele Behandlung der Abhängigkeit und der PTBS. Entsprechende therapeutische Programme haben sich in ersten Studien bewährt (Flanagan et al., 2016).

Manche Patient:innen mit PTBS haben auch eine *Borderline-Persönlichkeitsstörung*. Diese Patient:innen können ebenfalls erfolgreich behandelt werden, doch dauert die Behandlung länger. Traumata können in ähnlicher Weise wie bei anderen Patient:innen mit PTBS bearbeitet werden, jedoch sind parallel Interventionen zur generellen Stabilisierung der Stimmungsschwankungen, zur Impulskontrolle und zur Verbesserung der Interaktion der Patient:innen mit wichtigen Bezugspersonen notwendig.

KVT mit Traumafokus wirksam bei chronischer oder akuter PTBS. Einmaliges Nacherleben nicht wirksam.

Zeitpunkt der Intervention. Wie andere KVT-Programme mit Traumafokus ist der hier beschriebene Therapieansatz für Patient:innen mit chronischer PTBS (d. h. mindestens drei Monate) konzipiert. Die Störungsdauer betrug in Studien im Durchschnitt meist mehrere Jahre. Studien weisen darauf hin, dass eine KVT auch schon in den ersten Wochen und Monaten nach einem Trauma sinnvoll sein kann (z. B. Ehlers et al., 2003; Roberts et al., 2019). Allerdings ist abzuwägen, dass bei geringem Schweregrad und geringer Belastung durch die Symptome Spontanremissionen häufig sind.

Abzuraten ist von Interventionen, die *einmaliges* Nacherleben des Traumas in den ersten Tagen nach einem traumatischen Erlebnis beinhalten. Das sogenannte „Debriefing“ hat nach kontrollierten Studien keine oder sogar negative Effekte auf die PTBS-Symptomatik, auch wenn Teilnehmende berichten, dass sie die Intervention hilfreich fanden (NICE, 2018).

Große reale Gefahr zunächst reduzieren

Patient:innen sollten sich *nicht akut in hoher realer Gefahr befinden*. Bei hoher unmittelbarer realer Gefahr, z. B., wenn das Leben der Patient:innen unmittelbar bedroht ist oder sie mit einem häufig gewalttätigen Partner zusammenleben, geht es zunächst darum, geeignete Schritte einzuleiten, um die akute reale Bedrohung zu reduzieren. Andererseits leben viele Menschen mit PTBS unter Bedingungen, in denen die Wahrscheinlichkeit eines neuen Traumas überdurchschnittlich hoch ist, z. B. in Krisengebieten oder Gegenden mit hohen Kriminalitätsraten. Da die Behandlung an Verzerrungen der Wahrnehmung von Bedrohung ansetzt, ist sie für diese Menschen durchaus sinnvoll (z. B. Neuner et al., 2008; Ehlers et al., 2013).

3.2 Diagnostik der aufrechterhaltenden psychologischen Prozesse

Fragebogen zu typischen Gedanken erleichtert die Exploration kognitiver Themen

Diagnostik der individuellen Bedeutungen der Traumata und ihrer Konsequenzen. Als erster Anhaltspunkt für die Erfassung bedrohlicher Bedeutungen von Traumata und deren Konsequenzen bietet sich der Fragebogen zu posttraumatischen Kognitionen an (*Posttraumatic Cognitions Inventory* [PTCI]; Foa et al., 1999). Der Originalfragebogen und eine Kurzfassung, die für die Erfassung veränderter Kognitionen im Therapieverlauf nützlich ist (Kleim et al., 2013; Wiedemann et al., 2023), kann unter https://oxcadatresources.com/questionnaires-ptsd/ heruntergeladen werden. Der Fragebogen enthält typische Beispiele zu kognitiven Themen inklusive solcher, die im therapeutischen Gespräch manchmal zunächst übersehen werden oder von Patient:innen nicht geäußert werden (z. B. persönliche Bedeutungen, die Schamgefühle auslösen).

Der Fragebogen ersetzt aber nicht die sorgfältige Exploration der individuellen bedrohlichen Bedeutungen, die mit bestimmten Momenten des Traumas verbunden sind.

Erste Exploration der schlimmsten Momente des Traumas und der Momente, die intrusiv wiedererlebt werden

Weiterhin werden Patient:innen aufgefordert, an das Erlebnis zurückzudenken und zu überlegen, was daran das Schlimmste für sie war und welche Momente die belastendsten waren. Die Momente, die bei der Erinnerung die stärksten negativen Gefühle auslösen *(Hotspots)*, werden weiter exploriert, um deren individuelle Bedeutung zu erfassen. Dasselbe gilt für jene Bilder, die während des intrusiven Wiedererlebens immer wieder auftauchen, sowie andere Wiedererlebenssymptome. Von Bedeutung sind ebenfalls Momente im Verlauf der Therapiesitzungen, während derer sich Patient:innen zurückziehen oder dissoziieren.

Die Art der vorherrschenden Emotionen liefert Hinweise auf die zugrunde liegenden Bedeutungen.

Zusammenhang von Emotionen mit kognitiven Themen

- Furcht: Übergeneralisierung von Gefahr
- Schuldgefühle: Verantwortlichkeit für das traumatische Ereignis oder seinen Ausgang
- Ärgergefühle: Ungerechtigkeit oder Verletzung persönlicher Regeln durch andere
- Schamgefühle: Erwartung der Verurteilung oder Ablehnung durch andere Menschen, Verletzung persönlicher Regeln über das eigene Verhalten
- Trauer: Unwiederbringlicher Verlust
- Demütigung: Unterwerfung und niedriger Selbstwert
- Ekel: Wahrnehmung einer dauerhaften Beschmutzung, Kontamination
- Hoffnungslosigkeit: Permanente negative Veränderung des Lebens oder der eigenen Person
- Gefühl, betrogen worden zu sein: Vertrauensbruch oder moralische Verletzung durch andere Menschen

Auch Bedeutungen der Konsequenzen des Traumas erfassen

Um die persönlichen Bedeutungen der Konsequenzen des Traumas zu erfassen, fragt der Therapeut, was der Patient nach dem Ereignis als am schwierigsten bzw. am schlimmsten empfunden hat und was er über seine PTBS-Symptome, das Verhalten anderer Personen nach dem Ereignis und andere Konsequenzen des Traumas denkt.

Falls der Beginn der PTBS verzögert einsetzte, sollte man nach Ereignissen oder neuen Informationen fragen, welche die Bedeutung des traumatischen Erlebnisses verändert haben könnten.

Umgang mit Traumaerinnerungen und Sicherheitsverhalten eruieren

Identifikation von Verhaltensweisen und kognitiven Strategien, welche die PTBS aufrechterhalten. Als erster Einstieg bieten sich entsprechende Fragebögen an, um einen Gesamtüberblick zu erhalten, wie z. B. ein Fragebogen zu Reaktionen auf intrusive Traumaerinnerungen (Unterdrückung, Grübeln und Betäuben; *Response to Intrusions Questionnaire*) und zu Sicherheitsverhalten (übertriebene Vorsichtsmaßnahmen; *Safety Behaviours Questionnaire*). Diese können unter https://oxcadatresources.com/questionnaires-ptsd/ heruntergeladen werden. Weiterhin werden typische Verhaltensweisen in der Sitzung exploriert, um die individuell unterschiedlichen Muster zu identifizieren.

Fragen zur Identifikation von Verhaltensweisen und kognitiven Strategien, die eine PTBS aufrechterhalten

- Was haben Sie bisher getan, um das Trauma hinter sich zu bringen?
- Was tun Sie, um sich sicher zu fühlen/Ihre Familie zu schützen?
- Was vermeiden Sie seit dem Trauma?
- Wie gehen Sie mit den Erinnerungen um, die Ihnen plötzlich in den Kopf kommen (oder mit anderen Symptomen des Wiedererlebens)?
- Was würde passieren, wenn Sie über das Erlebnis nachdenken?
- Was würde passieren, wenn Sie Ihren Gefühlen freien Lauf lassen?
- Grübeln Sie über das Trauma bzw. dessen Folgen nach?
- Was geht Ihnen durch den Kopf, wenn Sie grübeln?

Um die mit den aufrechterhaltenden Verhaltensweisen und kognitiven Strategien verbundenen Interpretationen und Überzeugungen zu identifizieren, sind die folgenden Fragen nützlich:

Fragen zur Identifikation von Kognitionen, die den aufrechterhaltenden Verhaltensweisen zugrunde liegen

- Wenn Sie ... nicht tun würden, was würde dann passieren?
- Was bedeutet es genau, wenn Sie sagen ... (z. B. „Ich verliere die Kontrolle", „Andere werden mich verachten")?
- Wie würde das aussehen, woran würden Sie das merken?
- Was würde das für Sie bedeuten? Was wäre das Schlimmste daran?
- Wenn ... (z. B. Sie die Kontrolle behalten würden; Sie wüssten, dass andere Sie nicht verachten), inwiefern würde Ihr Leben anders sein als zurzeit?

Beobachtungen zum Traumagedächtnis und intrusiven Wiedererleben

Erste Beobachtungen zum Traumagedächtnis und intrusiven Wiedererleben. Bei der Schilderung des traumatischen Erlebnisses und des intrusiven Wiedererlebens durch den Patienten wird darauf geachtet,

- inwiefern der Patient bei der Beschreibung emotional engagiert ist,
- ob Lücken in der Erinnerung vorliegen,
- ob Verwirrung über die Reihenfolge der Ereignisse besteht,
- ob die Erinnerung und das intrusive Wiedererleben eine starke „Hier und Jetzt"-Qualität haben,
- ob sie starke sensorische oder motorische Komponenten aufweisen,
- welche Momente des Traumas wiedererlebt werden (Hinweis auf Hotspots),
- welche Bedeutungen diese Momente damals und heute haben.

Ausschließlich im Gespräch lassen sich die Charakteristika des Traumagedächtnisses nicht vollständig erfassen. Zusätzlich ist das therapeutische Nachvollziehen des Traumas in der Imagination oder der schriftlichen Beschreibung des Erlebnisses notwendig (vgl. Kapitel 4.5).

Soziale Beziehungen und bedeutende Aktivitäten erfragen

Aktivitäten und soziale Kontakte vor und nach dem Trauma vergleichen. Es wird verglichen, wie die Patientin ihr Leben vor und nach dem Trauma gestaltete. Was hat ihrem Leben Sinn gegeben und was hat ihr Freude bereitet? Hat sie bedeutende Aktivitäten, soziale Kontakte oder berufliche Aufgaben aufgegeben? Falls das Trauma früh in der Lebensgeschichte auftrat oder die Patientin große Verluste erlitten hat, wird hingegen besprochen, welche Ziele die Patientin für ihr Leben hat. Die Qualität der gegenwärtigen sozialen Beziehungen sowie Kognitionen, die mit sozialem Rückzug zusammenhängen (z. B. „Ich kann niemandem trauen" oder „Wenn andere wüssten, was ich erlebt habe, würden sie auf mich herabsehen"), werden exploriert.

Exploration von Bedingungen, die Besserung oder Therapie behindern könnten

Andere Bedingungen, die einer Besserung im Weg stehen. Körperliche Folgen des Traumas, Warten auf Operationen, körperliche Krankheiten, sich hinziehende gerichtliche Auseinandersetzungen oder Verfahren zur Entschädigung für das Trauma, finanzielle Probleme, Probleme am Arbeitsplatz oder in der Familie können eine Besserung behindern. Sie sollten deswegen exploriert werden.

4 Behandlung

Praxisorientiert wird im Folgenden das Vorgehen in der *Kognitiven Therapie für PTBS* beschrieben sowie auf Probleme bei der Durchführung und Varianten der Methoden eingegangen. Zudem werden Befunde zur Wirksamkeit des Vorgehens referiert.

4.1 Allgemeine Aspekte der Behandlung

4.1.1 Ziele der Behandlung

Drei Ansatzpunkte: Persönliche Bedeutungen, Gedächtnis, Verhalten und kognitive Strategien

Wenn Menschen darüber sprechen, wie sie sich von traumatischen Erlebnissen erholt haben, benutzen sie Metaphern wie „Ich bin damit fertig geworden" oder „Ich bin darüber hinweggekommen". Sie haben es geschafft, das Erlebnis als einen vergangenen Teil ihres Lebens einzuordnen. Damit dies bei Menschen mit PTBS gelingt, sind nach dem Modell von Ehlers und Clark (2000) drei Veränderungen notwendig:

Ansatzpunkte der Behandlung

- Veränderung der persönlichen Bedeutungen des Traumas und/oder seiner Folgen, die das Gefühl einer aktuellen Bedrohung der Sicherheit oder des Selbstbildes hervorrufen.
- Um intrusives Wiedererleben zu reduzieren, wird zum einen das Traumagedächtnis für die belastendsten Momente elaboriert und mit neuen Informatio-

nen bzw. Erkenntnissen aus der Therapie aktualisiert, die die persönlichen Bedeutungen dieser Momente weniger bedrohlich machen, zum anderen lernen Patient:innen, Auslöser zu identifizieren und diskriminieren.

- Patient:innen geben die dysfunktionalen Verhaltensweisen und kognitiven Strategien auf, mit denen sie versuchen, die wahrgenommene aktuelle Bedrohung und die PTBS-Symptome zu kontrollieren.

4.1.2 Planung der Behandlungssitzungen

Die Zahl der Sitzungen hängt von der Zahl der Traumata ab, die Patient:innen gegenwärtig wiedererleben und die in der Therapie bearbeitet werden müssen. Falls es wenige sind, umfasst die Therapie in der Regel 8 bis 12 wöchentliche Sitzungen und drei monatliche Sitzungen zur Festigung der in der Therapie erzielten Veränderungen (Booster-Sitzungen). Für die wöchentlichen Therapiesitzungen sollten 90 Minuten eingeplant werden. Dies gilt insbesondere für die Sitzungen, in denen die Arbeit mit der Erinnerung an das Trauma im Vordergrund steht. Für den Besuch des Ortes, an dem das Trauma geschah, sollte genügend Zeit am Ort selbst eingeplant werden (ca. eine Stunde), zuzüglich Reisezeit. Falls gesundheitliche Probleme (z. B. schwerer Diabetes) oder z. B. ADHS die Konzentration stark beeinträchtigen, sollte dies bei der Planung der Sitzungen berücksichtigt werden (z. B. Einplanung von Pausen).

90 Minuten für Sitzungen mit Traumaarbeit

Patient:innen mit PTBS schlafen oft nachts sehr schlecht und verschlafen deswegen morgens nicht selten. Dies sollte bei der Planung der Termine berücksichtigt werden.

Symptomatik erschwert regelmäßige Teilnahme

Sich mit dem Trauma auseinanderzusetzen, ist für Patient:innen angstbesetzt, und dies gilt natürlich auch für die Therapiesitzungen. Insofern kann es vorkommen, dass Therapiestunden abgesagt werden oder Patient:innen nicht zum vereinbarten Termin erscheinen. Es ist wichtig, dies als Teil der Symptomatik zu verstehen, Verständnis zu vermitteln, sich aktiv um Kontakt zu bemühen (z. B. anrufen, Gründe erfragen) und so viel Entgegenkommen und Unterstützung wie möglich anzubieten.

Fallbeispiel: Fahim

Fahim, der aus seinem Heimatland geflohen war, kam häufig viel zu spät zu seinen Therapiesitzungen oder erschien gar nicht. Es stellte sich heraus, dass er besorgt war, dass er von seinen Verfolgern entdeckt werden würde, wenn er regelmäßig jede Woche zur selben Zeit sein Haus verließ und denselben Weg ging. Er machte deswegen lange Umwege. Daraufhin wurden unterschiedliche Termine für jede Woche vereinbart und er erschien regelmäßiger.

4.1.3 Therapeutische Beziehung und Setting

Es ist bei der Behandlung der PTBS besonders wichtig, dass sich Patient:innen von ihren Therapeut:innen *verstanden, akzeptiert und unterstützt* fühlen. Betroffene sind z. B. von anderen Menschen misshandelt worden, haben sich während des Traumas völlig alleingelassen gefühlt, haben negative Reaktionen anderer nach dem trauma-

Bedeutung einer guten therapeutischen Beziehung

tischen Erlebnis erlebt oder befürchten, dass andere schlecht über sie denken, wenn sie über das Trauma und ihre Reaktionen sprechen. Die Normalisierung der Symptome und die Betonung, dass die bisherigen Bewältigungsversuche verständlich sind, ist daher hilfreich. Empathisches Mitgehen, Teilen der emotionalen Reaktionen wie Ärger, Trauer oder Entsetzen, und ein kollaborativer Stil der Behandlung fördern den Aufbau einer guten therapeutischen Beziehung. Bei Gewalttaten sind Schuld- und Schamgefühle häufig, und demütigende Äußerungen und Handlungen der Täter tragen in entscheidendem Maße hierzu bei. Insofern muss vom Anfang der Therapie an ganz deutlich werden, dass der Therapeut auf der Seite des Patienten ist, klar die Täter als die Schuldigen benennt und klar ausdrückt, dass es niemand verdient, so behandelt zu werden. Viele Patient:innen sind überzeugt, dass sie niemandem mehr trauen können, und der Aufbau einer guten therapeutischen Beziehung kann ein erster Schritt sein, diese Übergeneralisierung infrage zu stellen. Hierzu wird direkt angesprochen, wie schwierig es nach Traumata ist, anderen zu trauen, und dass es verständlich ist, dass dies auch zunächst in der Therapie so ist. Kollaborativ wird dann jeder Schritt der Behandlung geplant.

Patient:innen müssen sich sicher fühlen

Weiterhin ist wesentlich, dass Patient:innen sich *sicher* fühlen. Subtile Aspekte des therapeutischen Settings können intrusives Wiedererleben auslösen und dem Sicherheitsgefühl und Vertrauen im Wege stehen. Sie müssen entsprechend beseitigt oder geändert werden.

> **Fallbeispiel: Paul**
>
> Paul, ein Justizvollzugsbeamter, der von einem Gefangenen in dessen Zelle zusammengeschlagen worden war, war im Therapiezimmer sehr unruhig und konnte sich nicht konzentrieren. Es stellte sich in der Exploration heraus, dass dieses Gefühl durch Vertikaljalousien ausgelöst wurde, die an das Gitter in der Zelle erinnerten.

Kollaborativer Stil der Therapie fördert Gefühl der Kontrolle

Auch Aspekte des Verhaltens von Therapeut:innen können an das Trauma erinnern. Patient:innen, denen von anderen Gewalt angetan wurde, können sehr empfindlich auf Versuche der Therapeut:innen reagieren, die Schilderung von Details der Traumaerinnerungen zu forcieren. Diese Patient:innen sollten so viel Kontrolle wie möglich über die therapeutischen Schritte erhalten und über Alternativen des Vorgehens mitentscheiden.

4.1.4 Effekte traumatischer Ereignisse auf Therapeut:innen

Eigene Gefühle und Ängste reflektieren

Die entsetzlichen Erlebnisse von Patient:innen mit PTBS lassen Therapeut:innen nicht unberührt. So können auch Therapeut:innen am Anfang der Behandlung eine gewisse Erwartungsangst davor haben, sich die schrecklichen Details des Erlebnisses anzuhören, die zu Vermeidungstendenzen (z. B. Herausschieben des imaginativen Nacherlebens) führt. Dies sollte reflektiert werden. Wie Patient:innen erleben auch Therapeut:innen, dass das Ereignis tolerierbarer wird, wenn die gesamte Geschichte aus heutiger Perspektive betrachtet wird, als wenn einzelne Bruchstücke im Kopf herumspuken. Auch ist es wichtig, Patient:innen zu vermitteln, dass Therapeut:innen bereit

Patient sollte spüren, dass Therapeutin das Zuhören aushält

sind, alle Einzelheiten des Erlebnisses zu teilen, sodass sie nichts zensieren müssen. Anderenfalls können Gefühle der Scham oder das Gefühl, durch das Erlebnis von allen anderen Menschen entfremdet zu sein, nicht bearbeitet werden. Patient:innen sollten spüren, dass Therapeut:innen das Anhören bzw. Teilen der schrecklichen Erfahrungen aushalten können. Andernfalls kann es dazu kommen, dass Patient:innen ihre Therapeut:innen „schonen" und wichtige Aspekte auslassen oder ihren Gefühlen nicht freien Lauf lassen.

Eigene Grenzen beachten

Dennoch gibt es Grenzen dessen, was Therapeut:innen sich zumuten sollten. Wenn die traumatischen Ereignisse eine zu große persönliche Bedeutung haben (z. B. gewaltsamer Tod kleiner Kinder für Therapeut:innen, die Kinder im selben Alter haben), kann es ratsam sein, die Behandlung nicht zu übernehmen. Ebenso kommen Therapeut:innen, die eine große Zahl traumatisierter Personen behandeln, teilweise an die Grenzen ihrer Ressourcen *(Burnout)*. Hier kann es eventuell sinnvoll sein, für eine Zeit vornehmlich andere Gruppen von Patient:innen zu behandeln.

Supervision zur Reflexion der eigenen emotionalen Reaktionen auf die traumatischen Erlebnisse, Austausch mit und Unterstützung durch Kolleg:innen ist hilfreich, um stellvertretender Traumatisierung (vicarious traumatisation) vorzubeugen.

4.1.5 Aufnahme der Sitzung und schriftliche Therapiematerialien

Video- oder Audioaufnahme der Sitzung wichtig

Es ist unserer Erfahrung nach wesentlich, die gesamte Behandlungssitzung aufzunehmen und die Video- oder Audioaufnahme den Patient:innen nach der Sitzung mit der Instruktion auszuhändigen, die ganze Aufnahme anzuhören und sich Notizen zu machen. Dies unterstützt die Konsolidierung neuer Erkenntnisse und kognitiver Veränderungen, und es hilft oft, zusätzliche Einsichten zu gewinnen oder Aspekte zu erinnern. Es gibt hierbei einige Ausnahmen: Bei Patient:innen mit starker Dissoziation oder Ohnmachtsgefühlen (z. B. bei Bewusstlosigkeit während des Traumas) in der Sitzung sollten Aufnahmen des imaginativen Nacherlebens oder detaillierter Beschreibungen des Traumas erst dann als Hausaufgabe gegeben werden, wenn Patient:innen gelernt haben, beim Wiedererleben in der Gegenwart verankert zu bleiben.

Wichtige Therapieergebnisse schriftlich festhalten und Patient:innen mitgeben

Das während der Sitzung erarbeitete individuelle Störungsmodell, Protokolle zur kognitiven Umstrukturierung der schlimmsten Momente (Hotspots), Protokolle zu Verhaltensexperimenten und zur Diskrimination von Auslösern des Wiedererlebens (siehe https://oxcadatresources.com/ptsd-materials/) und andere in der Therapie gewonnene Erkenntnisse sollten schriftlich festgehalten und den Patient:innen mitgegeben werden. Dasselbe gilt für Hausaufgaben.

4.1.6 Generelles Therapiekonzept

Behandlung individuell zugeschnitten auf Fallkonzeption

Der Leitfaden der Therapie ist eine individuelle Fallkonzeption nach dem Modell von Ehlers und Clark (2000). Die Behandlung wird auf das individuelle Störungsmodell zugeschnitten, unter Berücksichtigung der persönlichen Ziele der jeweiligen Patient:innen. Methoden aus der Kognitiven Therapie und zur Verarbeitung von Traumaerinnerungen und ihren Auslösern werden eng miteinander verzahnt eingesetzt, um die bedrohlichen negativen Bedeutungen der Traumata, das intrusive Wiedererleben und die Verhaltensweisen und kognitiven Strategien zu reduzieren, die die PTBS aufrechterhalten. Parallel werden Patient:innen angeleitet und unterstützt, ihr Leben zurückzuerobern bzw. neu aufzubauen. Die Therapie ist kollaborativ und erlebnisorientiert; sie ermöglicht den Patient:innen neben dem therapeutischen Gespräch neue Erfahrungen, die helfen, die bedrohlichen Bedeutungen nicht nur intellektuell, sondern auch im eigenen emotionalen Erleben zu revidieren.

Neue Erfahrungen schaffen

Der Beginn der Therapie wird in Kapitel 4.2 ausführlich beschrieben. Der Ablauf der nächsten Sitzungen ist individuell verschieden und richtet sich danach, welche Bedeutungen des Traumas bzw. der Traumata, Verhaltensweisen und kognitiven Strategien die PTBS im Einzelfall aufrechterhalten. Eine Übersicht über die weiteren Sitzungen findet sich in Kapitel 4.3. In den Kapiteln 4.4 bis 4.9 werden dann wesentliche Interventionsmethoden beschrieben.

4.2 Behandlungsrational und Erarbeitung eines individuellen Störungsmodells

4.2.1 Beginn der Behandlung

In der (bzw. den) ersten Behandlungssitzung(en) nach der Diagnostik geht es darum, gemeinsam mit den Patient:innen ein individuelles Modell der Aufrechterhaltung ihrer PTBS zu entwickeln, aus dem erste Behandlungsschritte abgeleitet werden können. Ein typischer Ablauf einer ersten Behandlungssitzung ist im Kasten dargestellt. Die Punkte werden im Folgenden näher beschrieben. Einzelne Inhalte können auch noch in der nächsten Sitzung fortgeführt werden. Bei Patient:innen mit mehreren Traumata wird zusätzlich Zeit benötigt (falls nicht bereits im diagnostischen Gespräch geklärt), um zu besprechen, welches Trauma zunächst im Vordergrund der Behandlung stehen soll.

Typischer Ablauf der ersten Behandlungssitzung

Beginn der Behandlung

- Patientin nennt die belastendsten Symptome und ihre Ziele für die Therapie.
- Normalisierung der Symptome: Therapeutin erklärt PTBS-Symptome als normale Reaktion auf eine extreme abnorme Situation und händigt Informationsblatt aus.
- Bei mehreren Traumata: Besprechung, welches Trauma zurzeit am belastenden ist bzw. am meisten wiedererlebt wird, und Entscheidung, mit welchem Trauma zuerst gearbeitet wird.
- Kurze Schilderung des Traumas, erste Exploration der schlimmsten Momente und ihrer Bedeutungen sowie Inhalte des intrusiven Wiedererlebens.
- Intrusives Wiedererleben wird durch Besonderheiten des Traumagedächtnisses erklärt; Ableitung des Rationals zur Aktualisierung der Traumaerinnerungen.

- Experiment zum Gedankenunterdrücken: Patientin erfährt, dass das Unterdrücken der Intrusionen verständlich ist, aber das Problem aufrechterhält; Hausaufgabe: Intrusionen kommen und gehen lassen; weitere aufrechterhaltende Verhaltensweisen werden angesprochen.
- Einstieg in „Das Leben zurückerobern/neu aufbauen", Exploration von Aktivitäten und Kontakten, die aufgegeben wurden; Rational und Hausaufgabe zum Zurückerobern/Neuaufbau des Lebens.
- Entwicklung des individuellen Störungsmodells.

4.2.2 Symptome normalisieren

Der Patient nennt zunächst die Symptome, die ihn am meisten beeinträchtigen, und seine Behandlungsziele. Diese sollten konkret operationalisiert sein. Typische Ziele sind die Reduktion des intrusiven Wiedererlebens und der Symptome der Übererregung wie Schlafstörungen; auch Verbesserungen in der Arbeitsfähigkeit oder der Beziehung mit Partner:innen oder Familie werden häufig genannt. Der Therapeut nimmt dies zum Anlass zu erklären, dass die PTBS-Symptome eine normale Reaktion auf eine extrem abnorme Situation darstellen und bei fast allen traumatisierten Personen vorkommen. Die Erklärung wird auf die individuellen Symptome abgestimmt. Den Patient:innen wird ein Informationsblatt (vgl. Seite 101 im Anhang) ausgehändigt, in dem die einzelnen Symptome besprochen werden. Es ist im Allgemeinen sehr nützlich, darauf hinzuweisen, dass das Muster der Symptome und gerade die Symptome, die den Patient:innen besondere Sorge bereiten (wie die „Hier und Jetzt"-Qualität des Wiedererlebens oder scheinbar grundlose Wutausbrüche), ganz typisch für eine PTBS sind.

Individuelle Symptome als typisch für PTBS erklären

Ein besonderer Schwerpunkt liegt bei der Erklärung der Symptome des intrusiven Wiedererlebens, weil daraus direkt das Rational für die Arbeit mit Traumaerinnerungen folgt, wie am folgenden Beispiel erläutert wird. Auch ist es für Patient:innen entlastend und motivierend zu erfahren, dass das intrusive Wiedererleben nicht bedeutet, dass sie verrückt werden oder nie wieder mit ihrem Leben zurechtkommen können. Das Problem wird in gewisser Weise externalisiert (als Gedächtnisproblem) und damit als bearbeitbar wahrgenommen (im Sinne von: Das Gedächtnis muss „repariert" werden, nicht meine ganze Person). Damit wird Hoffnung geweckt.

Erklärung der Besonderheiten des Traumagedächtnisses, die zum intrusiven Wiedererleben führen

Nennen Patient:innen unrealistische Behandlungsziele (z.B., die Erinnerung an das Erlebnis durch psychologische „Tricks" auszulöschen), so werden diese entsprechend korrigiert.

Beispiel: Erläuterung der Besonderheiten des Traumagedächtnisses bei einer Patientin mit PTBS nach einem Autounfall

Th.: Wir hatten ja schon darüber gesprochen, dass Ihnen ungewollt immer wieder das Geräusch des Aufpralls in den Kopf kommt und dass Sie dabei die Farben des Busses vor sich sehen, der in Ihr Auto gefahren ist. Dieses Geräusch und diese Farben erscheinen so lebhaft, als ob Sie sie gerade in dem Moment hören und sehen würden. Auch Ihr Körper reagiert so, als ob das alles gerade jetzt passieren würde: Sie bekommen Herzklopfen und Ihr

Kopf tut Ihnen wieder weh und sie haben Todesangst und sind um Ihre Kinder besorgt. Das ist typisch nach traumatischen Erlebnissen wie Ihrem Unfall und liegt an der Art, wie solche Erlebnisse in unserem Gedächtnis abgespeichert werden. Ich will das mal ein wenig genauer erklären: Persönliche Erlebnisse werden normalerweise in unserem Gedächtnis so gespeichert, dass man *nicht* alles noch einmal wiedererlebt, wenn man an das Erlebnis erinnert wird. Erlebnisse werden in verarbeiteter Form gespeichert; sie werden sozusagen einsortiert mit anderen Erlebnissen aus demselben Jahr oder ähnlichen Erlebnissen, wie in einem Fotoalbum. Bei einem Trauma ist das anders. So ein Erlebnis ist so überwältigend, dass man es nicht sofort voll verarbeiten kann. So bleiben die schlimmsten Momente in „Rohform" im Gedächtnis. Das hat zur Folge, dass diese Momente auch in Rohform abgerufen werden, wenn irgendetwas im Alltag daran erinnert. Dann hat man die gleichen Eindrücke, Gefühle und Körperempfindungen wie damals, als wenn das Trauma im „Hier und Jetzt" passiert. Wir nennen das „Wiedererleben". Man fühlt sich, als ob das Trauma wieder passiert. Man hat auch die gleichen Gefühle wie damals, denn man kann in diesem Moment nicht aus dem Gedächtnis abrufen, was man heute weiß – z. B. bei Ihnen, dass Sie bei Ihrem Unfall nicht gestorben sind und Ihre Kinder weiterhin versorgen. Deshalb müssen wir die Verarbeitung in der Therapie nachholen, damit Sie sich bewusst bleiben, dass Sie nicht gestorben sind, wenn Sie diesen Moment erinnern.

Notwendigkeit der Aktualisierung des Traumagedächtnisses aus Besonderheiten des Traumagedächtnisses ableiten

Die unvollständige Verarbeitung hat auch zur Folge, dass dieses Wiedererleben von Momenten aus dem Trauma besonders leicht aus dem Gedächtnis abgerufen wird. Sie können sich das wie bei einem Schrank vorstellen, in den man viele Dinge ganz schnell hineingeworfen hat, sodass man die Tür nicht ganz schließen kann. Irgendwann wird dann die Tür aufgehen und etwas fällt heraus.

Was muss man nun tun, damit die Dinge nicht mehr herausfallen? ... *(Patientin antwortet.)* Ja, man muss alle Dinge herausnehmen, ansehen, sortieren und dann geordnet in den Schrank räumen. Genau so ist es nun mit dem Gedächtnis für ein traumatisches Erlebnis. Leider kann auch da die Tür nicht einfach geschlossen werden, ohne dass man vorher das, was passiert ist, ansieht und nach der Bedeutung, die es für einen hat, ordnet. Damit es ein Teil der Vergangenheit wird, muss es betrachtet und eingeordnet werden. Dabei müssen wir die damaligen Bedeutungen der schlimmsten Momente, wie z. B. „Ich werde sterben und meine Kinder werden ganz allein und hilflos sein", ändern durch das, was Sie heute wissen oder in der Therapie lernen wie „Ich bin nicht gestorben und bin für meine Kinder da, sie sind nicht allein".

4.2.3 Experiment zur Gedankenunterdrückung

Die Therapeutin bespricht mit der Patientin, wie sie bisher mit ungewollten Erinnerungen an das Trauma umgegangen ist. Hier berichten Patient:innen meist, dass sie solche Erinnerungen so schnell wie möglich aus dem Kopf drängen. Die Therapeutin betont zunächst, wie verständlich diese Reaktion ist. Es ist sinnvoll, diese Reaktion mit einem Reflex zu vergleichen, z.B., wenn man die Hand von einer heißen Herdplatte wegzieht. Dies beugt der Schlussfolgerung der Patientin vor, alles falsch gemacht zu haben und sich als inkompetent zu erleben. Dann fragt die Therapeutin, wie gut diese Strategie bisher funktioniert hat. Kommen die Erinnerungen jetzt nur noch selten in den Kopf? Dies bietet den Einstieg für ein kurzes Experiment, in der die Patientin die Auswirkung des Gedankenunterdrückens direkt erlebt.

Paradoxe Effekte der Gedankenunterdrückung

Beispiel: Experiment zum Gedankenunterdrücken

Th.: Ich würde gern ein kleines Experiment mit Ihnen machen ... Sie können in den nächsten paar Minuten an alles Mögliche denken, woran Sie nur wollen. Nur an eine Sache dürfen Sie auf keinen Fall denken ... Es ist ganz wichtig, dass Sie nicht an ein grünes Kaninchen denken, das an meinen Haaren knabbert [oder nach Belieben: eine schwarz-weiße Katze auf meiner Schulter o.Ä.] ... *(Pause)* ... Nun: Wie ist Ihnen das gelungen?

Pat.: Also, das war ganz schwer. Ich habe doch tatsächlich so ein Kaninchen vor mir gesehen, obwohl ich das ja nicht sollte. Und es war schwer, das loszuwerden.

Th.: Wie erklären Sie sich das?

Pat.: Das ist verblüffend, vielleicht kann man nicht nicht an etwas denken.

Th.: Ja, genau. Das menschliche Gehirn ist so angelegt, dass Gedanken, die man mit aller Gewalt aus dem Kopf drängen will, sogar noch häufiger auftreten ... Wenn wir das nun auf das Geräusch und die Farben von Ihrem Unfall übertragen, was meinen Sie: Was wäre die Schlussfolgerung aus diesem Experiment?

Pat.: Dass ich die gar nicht in den Griff kriege, wenn ich sie wegdränge.

Th.: Ja, genau. Diese Bilder und Geräusche kommen Ihnen wahrscheinlich sogar häufiger in den Kopf, wenn Sie sie wegdrängen ... Das wäre eine Vorhersage, die wir gemeinsam überprüfen können ... Was halten Sie davon, wenn Sie in der nächsten Woche ausprobieren, was passiert, wenn Sie sich nicht anstrengen, das Geräusch und die Farben aus dem Kopf zu drängen, sondern sie einfach kommen und gehen lassen. Stellen Sie sich das so vor, als wenn Sie einen Zug beobachten, der an Ihnen vorbeifährt. Sie sehen ihn kommen, aber er fährt auch wieder vorbei. Es hat keinen Sinn zu versuchen, den Zug anzuhalten ... Sie hören den Lärm und spüren den Fahrtwind, wie der Zug an Ihnen vorbeifährt ..., aber der Zug fährt von allein vorbei und ist auch schon bald weg.

Hausaufgabe: Verhaltensexperiment zur Gedankenunterdrückung

Es ist sinnvoll, darauf hinzuweisen, dass es am Anfang nicht einfach ist, diese neue Strategie einzusetzen, sodass es nicht gleich hundertprozentig klappen wird. Die Patientin soll beobachten, was passiert, wenn sie die neue Strategie (Intrusionen kommen und gehen lassen) einsetzt, und was passiert, wenn sie ihre alte Strategie (Gedanken unterdrücken, mit Gewalt ablenken, Gefühle betäuben) einsetzt.

Diese Intervention führt bei einem Teil der Patient:innen bereits direkt zur Reduktion des intrusiven Wiedererlebens und reduziert ihre Überzeugung, die Kontrolle zu verlieren oder verrückt zu werden. In den folgenden Sitzungen wird verfolgt, wie gut es der Patientin gelingt, die Intrusionen kommen und gehen zu lassen. Die Hausaufgabe wird nicht gleich eingesetzt bei Patient:innen, die viel Zeit mit dem Grübeln über das

Trauma verbringen. Sie lernen zunächst, Grübeln vom intrusiven Wiedererleben zu unterscheiden, siehe Kapitel 4.9.

Im Folgenden werden andere Verhaltensweisen angesprochen (z. B. Vermeidung, Grübeln, Hypervigilanz, Sicherheitsverhalten) und es wird vereinbart, diese in den nächsten Sitzungen genauer zu besprechen und eventuell zu ändern (vgl. Kapitel 4.4, 4.8.2 und 4.9).

4.2.4 Bedeutungen des Traumas und seiner Folgen

Exploration und Normalisierung der individuellen Bedeutungen des Traumas und seiner Folgen

In der ersten Therapiesitzung sollte auch angesprochen werden, welche persönlichen Bedeutungen das Trauma und dessen Folgen für den Patienten haben (vgl. Kapitel 3.2). Ziel ist es zunächst, eine Verbindung herzustellen zwischen diesen Gedanken und den Gefühlen und Symptomen, die der Patient erlebt. Es wird wiederum darauf hingewiesen, dass solche negativen Gedanken ganz typische Reaktionen auf traumatische Erlebnisse sind, und es wird auf das Informationsblatt verwiesen (vgl. Seite 101 im Anhang). Es wird vereinbart, in der Behandlung über diese Gedanken bzw. das Selbstgefühl zu sprechen und zu überprüfen, inwieweit sie eine realistische Einschätzung der Welt oder der eigenen Person darstellen (das Vorgehen wird in Kapitel 4.8 näher erläutert).

4.2.5 Das Leben zurückerobern bzw. neu aufbauen

Bedeutsame Kontakte und Aktivitäten wieder aufnehmen bzw. neu aufbauen

Patient:innen mit PTBS haben das Gefühl, dass ihr Leben zum Zeitpunkt des traumatischen Erlebnisses stehengeblieben ist. Auch haben sie oft den Eindruck, dass sie seit dem Trauma nicht mehr dieselbe Person sind, und leiden darunter. Die Exploration ergibt meist, dass sie Aktivitäten und Kontakte aufgegeben haben, die ihnen früher wichtig waren. Therapeut und Patient besprechen, dass dieser Rückzug zu dem Gefühl beiträgt, dass das Leben stehengeblieben ist und der Patient für immer zum Negativen verändert wurde. Sie leiten daraus das Ziel ab, das alte Leben schrittweise zurückzuerobern. Sie besprechen Aktivitäten und Kontakte, die dem Patienten vor dem traumatischen Erlebnis wichtig waren. Bei Patient:innen, die durch das Trauma große Verluste erlebt haben (z. B. Tod nahestehender Personen, Flucht aus der Heimat), wird stattdessen besprochen, welche Ziele sie für den Neuaufbau ihres Lebens haben und welche ersten Schritte sie hierbei machen könnten. Bei Patient:innen mit starker Selbstkritik sollten hier auch besonders Aktivitäten zur Selbstfürsorge geplant werden.

Konkreten Plan für Woche vereinbaren

Konkrete Aktivitäten, die der Patient in der folgenden Woche durchführen wird, werden festgelegt (z. B. neue Sportschuhe kaufen und wieder laufen gehen, Lebensmittel einkaufen und für die Familie kochen). Diese sollten realistisch sein und mit den Zielen der Patient:innen übereinstimmen. Mögliche Bedenken werden besprochen.

Wenn eine Aktivität aus objektiven Gründen (z. B. körperliche Folgen des Traumas, finanzielle Probleme durch Verlust der Arbeit etc.) nicht mehr ausgeführt werden kann, werden realistische Alternativen exploriert. Zum Beispiel kann ein Patient eventuell nicht mehr Fußball spielen, kann aber schwimmen gehen.

Soziale Kontakte werden oft abgebrochen, weil Patient:innen befürchten, über das Trauma sprechen zu müssen und dabei von Emotionen überwältigt zu werden oder wegen des Traumas oder ihrer Reaktionen darauf abgelehnt zu werden, oder weil sie seit dem Trauma anderen Menschen nicht mehr vertrauen. Hier sollten Therapeut:innen versuchen, eine konkrete, überprüfbare Vorhersage über die erwartete Reaktion herauszuarbeiten. Anschließend wird besprochen, welche Hinweise die Patient:innen hierfür haben. Alternative Interpretationen werden gesucht. Schließlich wird besprochen, dass die Vorhersage nur durch Aufnahme des Kontaktes geprüft werden kann (vgl. auch den Abschnitt zu Verhaltensexperimenten in Kapitel 4.8.2). Oft ist es nützlich, im Rollenspiel durchzugehen, was Patient:innen bei der Kontaktaufnahme sagen werden oder wie sie anderen ihre Reaktionen auf das Trauma beschreiben werden.

Bedenken explorieren und besprechen; eventuell im Rollenspiel und Verhaltensexperimenten erproben

4.2.6 Individuelles Störungsmodell

Am Ende der ersten Sitzung einigen sich Patientin und Therapeutin auf ein in wenigen Sätzen festgehaltenes Modell der Störung. Es ist hier in abstrakter Form dargestellt, wird jedoch für die jeweiligen Patient:innen konkret an die individuell relevanten Beispiele angepasst und der Patientin in Schriftform nach Hause mitgegeben. Der folgende Kasten bietet hierfür eine Orientierung (vgl. auch die Karte „Kernbotschaften für das individuelle Störungsmodell" am Ende des Buches). Zur Veranschaulichung des Zusammenhangs zwischen Traumaerinnerungen, den individuellen negativen Bedeutungen, dysfunktionalem Verhalten und kognitiven Strategien sowie den PTBS-Symptomen ist es hilfreich, einzelne „Teufelskreise" aus dem Störungsmodell (vgl. Abb. 1 auf S. 15) grafisch darzustellen. Abbildung 2 (S. 42) zeigt ein Beispiel.

Kollaborative Entwicklung eines individuellen Störungsmodells

Kernbotschaften für das individuelle Störungsmodell (Formulierungen und Beispiele individuell anpassen!)

1. Meine Symptome sind eine normale Reaktion auf schreckliche Erlebnisse. Ich habe ein oder mehrere traumatische Ereignisse erlebt.
2. Gründe, warum ich die Symptome immer noch habe:
   - Das Gedächtnis für das traumatische Erlebnis ist in Rohform gespeichert. Deshalb wird es besonders leicht durch „passende" Auslöser abgerufen und erscheint in „Hier und Jetzt"-Form (Wiedererleben). Ich fühle mich dann, als ob das Trauma wieder passiert, und bin mir in dem Moment nicht dessen bewusst, was ich heute weiß (z. B., dass ich nicht gestorben bin, dass es nicht meine Schuld war [*individuelles Beispiel wählen*]).
   - Ich fühle mich bedroht in meinem Selbstbild und meinem Sicherheitsgefühl. Das liegt daran, dass ich wegen meiner traumatischen Erlebnisse und/oder deren Konsequenzen sehr negativ über die Welt, andere Menschen oder über mich selbst denke *(individuelle Beispiele aus PTCI oder Exploration nutzen)*.
   - Einige Dinge, die ich tue, um meine Symptome und die Bedrohung in meinem Selbstbild und meinem Sicherheitsgefühl in den Griff zu bekommen, verhindern eine Besserung *(individuelle Beispiele aus RIQ, SBQ oder Exploration nutzen)*.
3. In der Therapie werde ich deshalb ...
   - ... das Gedächtnis für das Erlebnis ordnen und verarbeiten. Ich werde das, was ich heute weiß und in der Therapie lerne, mit den schlimmsten Momen-

ten im Gedächtnis verbinden, damit ich sie als etwas aus der Vergangenheit erleben kann. Ich werde herausfinden, was meine persönlichen Auslöser für Traumaerinnerungen sind, und lernen, anders auf sie zu reagieren.
- ... darüber sprechen, was ich seit dem Trauma über die Welt, andere Menschen oder über mich denke, und prüfen, ob diese Sicht realistisch und fair ist.
- ... andere hilfreiche Wege ausprobieren, um meine Symptome in den Griff zu bekommen und die Bedrohung in meinem Selbstbild und meinem Sicherheitsgefühl zu reduzieren sowie mein Leben zurückzuerobern bzw. neu aufzubauen.

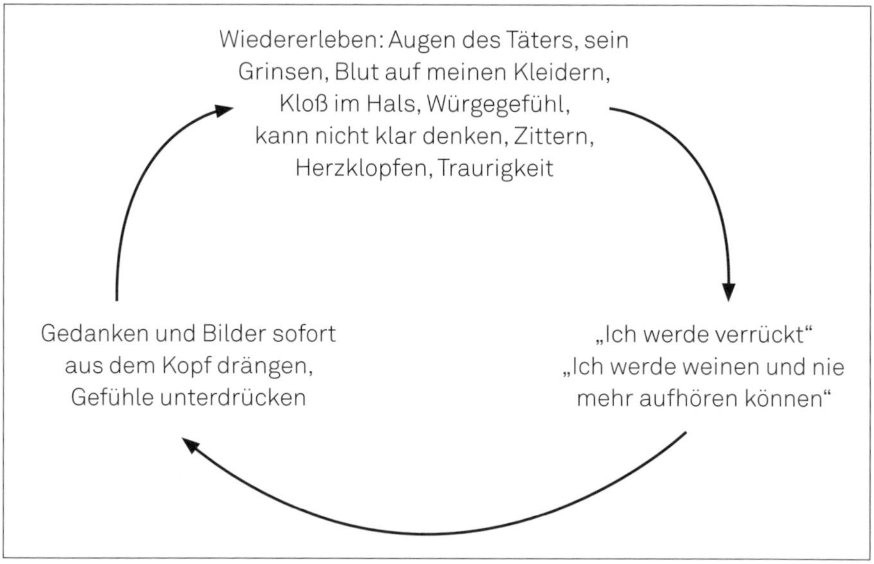

Abbildung 2: Beispiel für die grafische Veranschaulichung des Zusammenhanges zwischen Traumaerinnerungen, exzessiv negativen persönlichen Bedeutungen, dysfunktionalen Verhaltensweisen und PTBS-Symptomen

Verbindungen zwischen komorbiden Störungen durch bedrohliche Bedeutungen und dysfunktionalem Verhalten

In den folgenden Sitzungen wird immer wieder Bezug auf das individuelle Störungsmodell genommen und das Modell wird weiter konkretisiert, überprüft und gegebenenfalls um weitere „Teufelskreise" erweitert. Die grafische Darstellung eignet sich auch gut dazu, Verbindungen zwischen komorbiden Störungen über die individuellen negativen Bedeutungen des Traumas oder seiner Konsequenzen und dysfunktionale Verhaltensweisen aufzuzeigen.

Fallbeispiel: Tavish – Störungsmodell bei Komorbidität

Tavish erlebte eine Tsunami-Katastrophe. Er hatte (als Laie) über zwei Tage bei Rettungsaktionen geholfen. Er entwickelte neben einer PTBS eine Panikstörung, eine schwere Depression und soziale Ängste. Die folgenden Beziehungen zwischen den kognitiven Faktoren und den verschiedenen Störungen waren für das individuelle Störungsmodell relevant:

Die Tatsache, dass Tavish einen jungen Mann nicht retten konnte, bedeutete für ihn „Ich bin ein Versager". Diese Bedeutung war mit den PTBS- und depressiven Symptomen verbunden. Er kritisierte sich für sein Unwissen, glaubte, er habe das Leiden von Menschen verschlimmert, und grübelte darüber viel nach, was seine PTBS und Depression aufrechthielt.

Auch glaubte er, dass seine unkontrollierbaren Erinnerungsbilder und Schuldgefühle bedeuteten, dass er den Verstand verliere und dass er deswegen nie wieder arbeitsfähig sein werde. Das damit verbundene Grübeln trug zu seiner Depression und Hoffnungslosigkeit bei. Auch glaubte er, andere Leute würden ihm ansehen, dass er „ein nervliches Wrack" sei, was seine sozialen Ängste und sein Vermeidungsverhalten verschlimmerte. Er zog sich immer mehr zurück, ging nicht mehr mit Freund:innen aus und ging nicht mehr ins Fitnessstudio. Die reduzierte Aktivität trug zu seiner depressiven Stimmung bei.

Fallbeispiel zu überlappenden kognitiven Prozessen bei PTBS, Depressionen und Angststörungen

Erinnerungsbilder an einen bestimmten Moment des Traumas lösten bei ihm starkes Herzklopfen und Brustschmerzen aus. Er glaubte, dass er einen Herzinfarkt bekommen würde, und erlebte Panikanfälle. Er konsumierte viel Cannabis mit der Annahme, dessen beruhigende Wirkung könne das Wiedererleben reduzieren und einen Herzinfarkt verhindern.

Tavishs Behandlung wird noch ausführlich in Kapitel 5 beschrieben.

4.3 Übersicht über die weiteren Sitzungen

Der Ablauf der weiteren Therapiesitzungen wird durch das individuelle Störungsmodell geleitet und mit den Patient:innen abgestimmt. Jede Sitzung beginnt mit der Besprechung der Hausaufgaben. Danach werden die Themen der Sitzung gemeinsam festgelegt. Die Hausaufgaben zum Zurückerobern bzw. zum Neuaufbau des Lebens ziehen sich über die gesamte Dauer der Therapie hin (vgl. Kapitel 4.2.5). Ein Teil jeder Sitzung sollte deswegen diesem Therapiebaustein gewidmet werden.

Individuelles Störungsmodell leitet die Interventionen und ihre Reihenfolge

Vorbereitung der Arbeit am Traumagedächtnis bei starker Dissoziation, Selbstaufgabe, hoher Scham, Risikoverhalten, wiederholtem Kindheitstrauma oder Verlust nahestehender Person

Die Arbeit mit dem Traumagedächtnis (vgl. Kapitel 4.5) und kognitive Therapietechniken zur Neubewertung der bedrohlichen Bedeutungen des Traumas und seiner Folgen (vgl. Kapitel 4.8) werden im Folgenden getrennt beschrieben, in der Behandlung werden sie jedoch in den Sitzungen eng verzahnt eingesetzt. Bei der zentralen Interventionsmethode *Aktualisieren der Traumaerinnerungen* geht es darum, die emotionalen Komponenten des Traumagedächtnisses genügend zu aktivieren, um die belastendsten Momente *(Hotspots)* und deren bedrohliche persönliche Bedeutungen zu erfassen, und darauf die in der Therapie revidierten Bedeutungen (vgl. Kapitel 4.8) mit dem jeweiligen Hotspot zu verknüpfen. Wenn möglich, konzentriert man sich ab der zweiten Therapiesitzung auf diese Intervention. Für einige Patient:innen ist es allerdings sinnvoll, die Arbeit mit dem Traumagedächtnis vorzubereiten, um eine hilfreiche Auseinandersetzung mit dem Traumagedächtnis und seinen Bedeutungen zu ermöglichen. So ist es sinnvoll, bei Patient:innen mit starker Dissoziation mit der *„Damals versus Jetzt"-Diskrimination* von Auslösern (vgl. Kapitel 4.6) zu beginnen. Bei Selbstaufgabe *(mental defeat)* während des Traumas, hoher Scham über das Trauma, wiederholtem Trauma in der Kindheit, Verlust einer nahestehenden Person durch das Trauma oder Risikoverhalten ist es sinnvoll, die Arbeit am Traumagedächtnis durch Diskussion und Vergegenwärtigung einiger aktualisierender Informationen (z. B. Unrecht und Schuld der Täter:innen oder der Einsicht, dass Verstorbene nicht mehr leiden) kognitiv vorzubereiten, an die dann bei der Arbeit mit dem Traumagedächtnis erinnert werden kann.

Verhaltensexperimente wichtig zur Veränderung der persönlichen Bedeutungen und dysfunktionalen Bewältigungsversuche

Verhaltensexperimente zu Situationen, die an das Trauma oder z. B. den Ort des Geschehens erinnern, unterstützen die Elaboration des Traumagedächtnisses und die Modifikation der persönlichen Bedeutungen des Traumas (vgl. Kapitel 4.7 und 4.8.2). Patient:innen erfahren, dass Verhalten und kognitive Strategien, die sie bisher verständlicherweise zur Bewältigung der wahrgenommenen Bedrohung einsetzen, ihre PTBS aufrechterhalten, und erproben Alternativen (vgl. Kapitel 4.9). Alle im Folgenden beschriebenen Therapieelemente werden eingesetzt, allerdings bestimmt die Art der persönlichen Bedeutungen und dominierenden Emotionen die relativen Schwerpunkte der Behandlung (vgl. Kapitel 4.8).

4.4 Normalisieren, Informieren und Problemlösen

Informationen zur Korrektur persönlicher Bedeutungen des Traumas und seiner Konsequenzen

Wie bei der Beschreibung der ersten Therapiesitzung erwähnt, sind Informationen zur Normalisierung der PTBS-Symptome und damit zur Korrektur problematischer Interpretationen der Symptome wie „Ich werde verrückt“ ein wesentlicher Bestandteil der Therapie. Informationen können ebenfalls sehr nützlich und sogar hinreichend sein, um andere bedrohliche Bedeutungen des Traumas zu korrigieren. Beispiele hierfür sind Informationen zu Abläufen bei der Polizei oder im Krankenhaus, zu Medikamenten oder zu den eigenen Reaktionen während des Traumas.

Fallbeispiele

- Thomas glaubte, sein Körper sei durch das Trauma irreversibel geschädigt worden und er würde bald sterben. Er hatte dies von der Beobachtung abgeleitet, dass sein Urin nach dem Ereignis für mehrere Tage dunkelgelb gewesen war. Er war sehr erleichtert zu hören, dass die Farbe des Urins durch ein Medikament verursacht wurde, das er erhalten hatte.
- Sarah war sehr erbost darüber, dass zuerst der Unfallverursacher von einem Krankenwagen abgeholt wurde, während sie trotz starker Schmerzen noch länger an der Unfallstelle verweilen musste. Sie hielt dies für ein Zeichen, dass die Rettungssanitäter sie für minderwertig hielten. Die Diskussion darüber, dass diese die Priorität nicht nach Verschulden oder persönlicher Sympathie, sondern nach der Schwere der Verletzung setzen, war hilfreich.
- Ali hielt sein Gefühl der Derealisation während des Traumas (er sah sich selbst wie aus der Vogelperspektive) für ein Zeichen, dass er verrückt werde. Die Information, dass dies eine übliche Reaktion bei extremer Belastung ist, fand er erleichternd.

Ebenfalls nützlich sind spezifische Informationen bei der Modifikation von Verhaltensweisen, die die Symptomatik aufrechterhalten bzw. verschlechtern. Ein häufiges Beispiel sind Schlafstörungen. Viele Patient:innen versuchen, ihren Schlaf durch ungeeignete Maßnahmen zu verbessern (z. B. sehr spät oder sehr früh ins Bett gehen; im Bett fernsehen, bis man einschläft; viel Alkohol vor dem Schlafengehen trinken, um besser einschlafen zu können; mit aller Gewalt versuchen, einzuschlafen). Informationen zu einer guten Schlafhygiene und zum Schlafrhythmus sind hier hilfreich.

Informationen zur Schlafhygiene nützlich

Schließlich können Schwierigkeiten der Patient:innen im Umgang mit der Familie, Arbeitgeber:innen, Rechtsanwält:innen und Ärzt:innen, die einer Besserung der PTBS im Wege stehen, durch Problemlösestrategien bearbeitet werden. Viele Patient:innen berichten, durch das Trauma sei ihre Selbstsicherheit beeinträchtigt oder sie könnten sich nicht dazu aufraffen, um ihr Recht zu kämpfen. Problemlösen und Rollenspiele sowie direkte Interventionen von Therapeut:innen (z. B. mit Ärzt:innen, Arbeitgeber:innen oder Rechtsanwält:innen sprechen und die Probleme der Patient:innen erklären) können hier hilfreich sein.

Problemlösen

4.5 Reduktion des ungewollten Wiedererlebens durch Aktualisierung der Traumaerinnerungen

4.5.1 Übersicht

Der Schwerpunkt der Therapie liegt auf der Veränderung der persönlichen Bedeutungen des Traumas, welche die Wahrnehmung einer gegenwärtigen Bedrohung des Selbst (z. B. „Ich bin unfähig" „Ich bin nichts wert") oder der Sicherheit (z. B. „Ich kann niemandem trauen", „Meine Familie wird wieder angegriffen werden") hervorrufen. Diese Veränderung soll nicht nur eine intellektuelle Einsicht sein, sondern auch eine emotionale Veränderung bewirken.

Schwerpunkt: Bedrohliche persönliche Bedeutungen des Traumas ändern

Die bedrohlichen persönlichen Bedeutungen sind während der belastendsten Momente des Traumas entstanden (Hotspots). Das autobiografische Gedächtnis für diese Momente ist ungenügend mit dem autobiografischen Gedächtnis für andere Geschehnisse während des Traumas und andere Erlebnisse verbunden. Dies zeigt sich u. a. daran, dass Patient:innen in ersten Beschreibungen ihres Traumas oft jene Momente auslassen, die sie wiedererleben. Daher lassen sich die Hotspots und die damit verbundenen persönlichen Bedeutungen des Traumas und Emotionen nur schwer durch Gespräche allein ändern.

Aktualisierung der Traumaerinnerungen zielt auf emotionale Veränderung und Reduktion der „Hier-und-Jetzt"-Qualität ab

Zur Aktualisierung der Traumaerinnerungen *(updating trauma memories)* werden deshalb kognitive Methoden eng mit der Arbeit an den Traumaerinnerungen verbunden. Dies geschieht in drei Schritten:

Schritte bei der Aktualisierung von Traumaerinnerungen

- Schritt 1: Zugriff auf Hotspots und ihre bedrohlichen persönlichen Bedeutungen ermöglichen.
- Schritt 2: Informationen finden, die diesen Bedeutungen widersprechen (durch Besprechung des Ablaufs des Traumas und/oder kognitive Methoden).
- Schritt 3: Aktualisierung: Verknüpfung der neuen Informationen und Bedeutungen mit dem relevanten Hotspot im Gedächtnis. Die neuen Informationen werden in verschiedenen Modalitäten (verbal, als Bewegung, durch andere sensorische Reize, die ursprünglichen Bedeutungen widersprechen, durch Vorstellungsbilder) erlebbar gemacht.

4.5.2 Schritt 1: Zugriff auf Traumaerinnerungen und ihre bedrohlichen Bedeutungen

Im therapeutischen Gespräch fällt oft auf, dass die Erinnerungen an Traumata unzusammenhängend, ungeordnet und lückenhaft beschrieben werden. Deshalb werden in der KVT spezielle Methoden eingesetzt, um einen optimalen Zugriff auf das Traumagedächtnis zu ermöglichen, insbesondere auf die Hotspots, die Momente des Traumas, die emotional am belastendsten waren und wiedererlebt werden.

Therapeut:innen fördern optimales emotionales Engagement mit der Erinnerung

Hier geht es darum, auf das Trauma zurückzuschauen und sich emotional ausreichend darauf einzulassen, um genügend Details abzurufen und die Erinnerungen verarbeiten zu können. Therapeut:innen unterstützen die Patient:innen dabei, eine mittlere Tiefe des emotionalen Engagements mit der Traumaerinnerung zu erreichen, bei der die Patient:innen ihr damaliges Denken und Fühlen nachempfinden, aber sich gleichzeitig bewusst sind, dass es ein Rückblick ist und sie in Sicherheit sind. Emotionales Überengagement oder dissoziative Flashbacks, in denen Patient:innen sich der gegenwärtigen Realität nicht mehr bewusst sind, sind nicht hilfreich. Falls dies passiert, erinnert der Therapeut den Patienten an die gegenwärtige Situation (Ort, Zeit, beim Therapeuten, in Sicherheit, Trauma ist vorbei) und lenkt die Aufmerksamkeit auf sensorische Reize, die deutlich anders sind als beim Trauma und dies erlebbar machen: Beispiele sind visuelle Reize (z. B. im Therapiezimmer herumschauen, aufstehen und auf- und abgehen; kurze Videos z. B. von den Kindern oder Haustieren), akustische Reize (z. B. Musik), Gerüche (z. B. ätherische Öle, Zitrusgeruch), Geschmack (Pfefferminz, saurer Bonbon, Wasabi-Erbsen). Der Patient kann auch Objekte festhalten, anschauen etc., die sein gegenwärtiges Leben symbolisieren und positiv besetzt sind (*grounding objects*, z. B. einen Stein vom letzten Strandurlaub, ein Stofftier des Kindes, ein Foto der Partnerin etc.). Entsprechende Objekte und Handlungen zur Vergegenwärtigung des „Hier und Jetzt" können auch bei Hausaufgaben zu den Traumaerinnerungen nützlich sein. Bei Patient:innen, die während des Traumas bewusstlos waren, können bei der Arbeit mit dem Traumagedächtnis Ohnmachtsgefühle auftreten. Hier ist es sinnvoll, diesen Patient:innen die von Öst und Sterner (1987) für Blut- und Injektionsphobien entwickelte Technik der angewandten Anspannung (*Applied Tension*, Anspannung von großen Skelettmuskeln der Arme, Beine und des Oberkör-

Bei emotionalem Überengagement Aufmerksamkeit auf sensorische Reize in der gegenwärtigen Situation lenken

Bei Ohnmachtsgefühlen Technik der angewandten Muskelanspannung hilfreich

pers) zur Erhöhung des Blutdrucks beizubringen, die bei der Arbeit am Traumagedächtnis eingesetzt werden kann, um eine optimale Verarbeitung zu ermöglichen.

Emotionaler Zugang zum Traumagedächtnis durch imaginatives Nacherleben oder Schreiben und Vorlesen der Traumaschilderung

Es wird jeweils ein Trauma bearbeitet. Hilfreiche Methoden, einen emotionalen Zugang zu den Erinnerungen zu schaffen, sind:

- *Imaginatives Nacherleben* (Foa & Rothbaum, 1998). Die Patientin wird gebeten, das Trauma in der Vorstellung nachzuerleben. Dabei soll sie das traumatische Erlebnis vor ihrem inneren Auge in der Reihenfolge der Ereignisse nachvollziehen, einschließlich ihrer damaligen Gedanken und Gefühle (normalerweise bei geschlossenen Augen). Sie soll das traumatische Ereignis so lebhaft wie möglich nacherleben, und dabei der Therapeutin ihre sensorischen Eindrücke, Gedanken und Gefühle in der „Ich-Form" und im Präsenz beschreiben *(imaginal reliving)*. Das Nacherleben beginnt in der Regel beim ersten Anzeichen der Gefahr und endet an einem Punkt, an dem die Person sich wieder in (relativer) Sicherheit befand. Anfang und Endpunkt werden zuvor vereinbart. Bei längeren Traumata werden sinnvolle Abschnitte festgelegt.
- *Schriftliche Traumaschilderung.* Die Patientin schreibt mit Unterstützung ihrer Therapeutin eine detaillierte Schilderung, was während des Traumas Moment für Moment geschah, einschließlich ihrer Gedanken und Gefühle. Dies kann handschriftlich, an einem Whiteboard (Therapeutin schreibt, was die Patientin sagt) oder an einem Computerbildschirm geschehen. Der Text wird in der Sitzung mit emotionaler Beteiligung der Patientin vorgelesen und mit weiteren Details ergänzt. Der Text wird den Patient:innen meist zur weiteren Ergänzung mit nach Hause gegeben. Patient:innen sollten darauf hingewiesen werden, dass es beim Schreiben nicht auf Stil oder Rechtschreibung ankommt, sondern darauf, das Erlebnis in der Reihenfolge der Ereignisse einschließlich der eigenen Gedanken und Gefühle festzuhalten.

Vorteile der beiden Methoden

Beide Methoden haben verschiedene Vorteile und es ist abzuwägen, mit welcher Methode begonnen wird. Das imaginative Nacherleben ist besonders hilfreich, um ein emotionales Engagement mit den Traumaerinnerungen und die Erinnerung von Details zu fördern, ebenso wie später im dritten Schritt die emotionale Wirkung der Aktualisierung der Bedeutungen der Hotspots. Eine schriftliche Traumaschilderung schafft mehr Distanz zum Trauma und macht es leichter für Therapeut:innen, emotionales Überengagement zu begrenzen. Insofern empfehlen wir bei Patient:innen mit starker Tendenz zur Dissoziation, mit einer schriftlichen Traumaschilderung zu beginnen. Außerdem eignet sich die schriftliche Traumschilderung besser für sehr lange Ereignisse, um einen Überblick zu bekommen und Hotspots zu identifizieren, auf die die Therapie dann fokussiert (evtl. durch imaginatives Nacherleben dieser Momente, wenn ein größeres emotionales Engagement nötig ist). Bei großer Verwirrung über den Ablauf der Ereignisse hat die schriftliche Traumaschilderung den Vorteil, dass das Schreiben leichter unterbrochen werden kann, um verschiedene Möglichkeiten durchzusprechen. Schließlich ist eine im dritten Schritt aktualisierte Traumaschilderung eine nützliche Erinnerungsstütze für Patient:innen, insbesondere wenn Traumaerinnerungen im Anschluss an die Therapie auftreten, z. B. bei Jahrestagen.

Vorgehen individuell anpassen, um optimalen Grad des emotionalen Engagements zu erreichen

Bei beiden Verfahren sollten Therapeut:innen Flexibilität hinsichtlich der Durchführungsmodalitäten zeigen und diese an die jeweiligen Patient:innen anpassen (z. B. Nacherleben mit offenen Augen oder aus der Vogelperspektive).

Was soll mit dem Nacherleben oder mit Traumaschilderungen erreicht werden? Traditionell ging man in der Verhaltenstherapie davon aus, dass wiederholte Exposition an einen angstauslösenden Reiz durch Habituation und Löschung zur Abnahme der Angstreaktion führt. Analog wurde angenommen, dass die Erinnerung an das Trauma durch Habituation im Laufe des wiederholten imaginativen Nacherlebens immer weniger Angst und andere negative Emotionen auslösen wird. Entsprechend wurde z. B. im Therapieprogramm von Foa und Rothbaum (1998) das imaginative Nacherleben 9 bis 12 Sitzungen lang für ca. eine Stunde durchgeführt (plus tägliche Hausaufgaben).

Nacherleben oder Traumaschilderung dienen der Elaboration des Traumagedächtnisses und der Identifikation der individuellen persönlichen Bedeutungen

Nach Ehlers und Clark (2000) liegen die Hauptfunktionen dieser Methoden in der *Elaboration des Traumagedächtnisses* und in der *Identifikation der individuell verschiedenen bedrohlichen Bedeutungen des Traumas.* Hierzu sind unserer Erfahrung nach im Durchschnitt nur wenige Durchgänge des imaginativen Wiedererlebens oder des Lesens der Traumaschilderung notwendig. Im dritten Schritt werden diese Methoden dann auch eingesetzt, um ein emotionales Engagement mit dem jeweiligen Hotspot zu erreichen und gleichzeitig durch Aufmerksamkeit auf die aktualisierenden Informationen eine spürbare Veränderung in den persönlichen Bedeutungen und den damit verbundenen Emotionen zu erreichen. Entscheidend ist, dass im Laufe der Therapie alle Hotspots identifiziert und bearbeitet werden und die Generalisierung der Aktualisierung von einem Hotspot auf andere Hotspots mit ähnlichen Bedeutungen gefördert wird.

Gute Vorbereitung auf Arbeit mit Traumaerinnerungen wichtig

Vorbereitung. Patient:innen mit PTBS vermeiden es, an das Trauma, insbesondere an die schlimmsten Momente, zu denken oder darüber zu sprechen. Insofern ist eine gute Vorbereitung auf die Arbeit mit Traumaerinnerungen mit einer den jeweiligen Patient:innen einleuchtenden Erklärung notwendig. Diese Erklärung beinhaltet, wie oben dargestellt, die Erläuterung der Besonderheiten des Traumagedächtnisses und deren Zusammenhang mit dem ungewollten Wiedererleben des Traumas. Der Therapeut gibt zu verstehen (verbal und nonverbal), dass er weiß, wie schwierig diese Aufgabe ist, und gibt dem Patienten anfänglich so viel Kontrolle wie möglich. Auch sollten Bedenken der Patient:innen besprochen werden. Falls Überzeugungen wie „Wenn ich meinen Gefühlen freien Lauf lasse, werde ich verrückt" oder „Mein Herz wird den Stress nicht aushalten" der Traumaarbeit im Weg stehen, werden sie mit kognitiven Methoden und Verhaltensexperimenten zuvor bearbeitet.

Engagement beim Nacherleben mithilfe von Ratings einschätzen

Ratings. Insgesamt ist zu erwarten, dass Patient:innen in kontrollierter Weise während der Traumaarbeit einen ähnlichen, aber weniger starken Zustand erleben wie während des Traumas. Bei manchen Patient:innen ist offensichtlich, wie stark sie mit der Erinnerung an das Trauma beim Nacherleben und Schreiben der Traumaschilderung emotional engagiert sind. Sie zeigen zunächst dieselben Gesten, körperlichen Reaktionen, Weinen, Rufen usw. wie während des Traumas. Andere jedoch wirken während des Nacherlebens wie völlig in sich gekehrt und erleben das Trauma trotzdem intensiv nach. Ratings der Belastung und des Grades, zu dem die Traumaerinnerung im „Hier und Jetzt" stattzufinden scheint, (0 bis 100 %) helfen Therapeut:innen, ein optimales Engagement mit der Traumaerinnerung zu fördern, Hotspots zu identifizieren und den Effekt der Interventionen einzuschätzen. Hohe Ratings von 70 bis 100 % sind am Anfang zu erwarten. Falls die Einschätzungen zunächst niedrig sind, sollte nachgefragt werden, ob die Patient:innen etwas getan haben, um ihre Emotionen abzumildern oder zu unterdrücken. Im Laufe der Behandlung sollten die Ratings dann deutlich niedriger werden (ca. 20 bis 30 %).

Besprechung des Nacherlebens bzw. der Arbeit an der Traumaschilderung. Wie hat der Patient es erlebt? War es so schlimm wie erwartet? Hat er neue Aspekte erinnert? Hat er Veränderungen festgestellt? Wie fühlt er sich jetzt? Ist dem Patienten etwas eingefallen, was seine ursprünglichen Eindrücke korrigiert? Der Patient wird ausführlich zu den belastendsten Momenten (Hotspots) befragt, um deren individuelle Bedeutung zu erfassen (z. B. „Was hat das für Sie bedeutet?", „Was ging Ihnen dabei durch den Kopf?", „Was daran war besonders schlimm für Sie?", „Was wäre das Schimmste, das hätte passieren können?", „Was hätte das für Sie bedeutet?", „Was bedeutet dies heute für Sie?"). Wie in Kapitel 3.2 dargestellt, gibt die vorherrschende Emotion (z. B. Furcht, Ärger, Scham, Schuldgefühl) Hinweise auf die Art der bedrohlichen Bedeutungen. Bedeutungen können sich auch in Vorstellungsbildern (z. B. die Kinder traurig bei der eigenen Beerdigung vor sich sehen) und einem gefühlten Selbstbild (z. B. sich als klein, zusammengekrümmt und gedemütigt erleben) äußern. Wenn Patient:innen angeben, dass sie erwarteten, sie würden sterben, sollte die persönliche Bedeutung ihres Todes auch exploriert werden („Was wäre das Schlimmste daran gewesen, wenn Sie gestorben wären?"). Hierbei ist zu beachten, dass sich einige Hotspots auch erst bei der Wiederholung des Nacherlebens herauskristallisieren können, z. B. wenn sie mit Scham besetzt sind. Deswegen sollte wiederholt gefragt werden, welches die schlimmsten Momente waren. Im Allgemeinen bieten die beim ungewollten Wiedererleben auftretenden Bilder, Geräusche etc. einen Anhaltspunkt für die schlimmsten Momente des Traumas. Deswegen sollte sichergestellt werden, dass diese Momente in das Nacherleben und die Traumaschilderung aufgenommen werden. Teilweise lassen Patient:innen diese Momente zunächst aus und werden von den Therapeut:innen daran erinnert, diesen Moment auch nachzuerleben oder in die Schilderung aufzunehmen.

Bedeutungen von Hotspots explorieren

Bedeutungen können sich auch in Vorstellungsbildern und einem gefühlten Selbstbild äußern

Sicherstellen, dass die Momente, die wiedererlebt werden, berücksichtigt werden

Hausaufgaben. Falls keine Kontraindikationen vorliegen (wie z. B. starke Dissoziation oder Ohnmachtsgefühle während des Nacherlebens), werden die Patient:innen gebeten, den Teil der Sitzung zum Nacherleben des Traumas bis zur nächsten Sitzung mehrmals anzuhören und dazu Notizen zu machen (zu neuen Details, Einsichten oder Bedeutungen) bzw. die schriftliche Traumaschilderung weiterzuführen und zu ergänzen.

Die äußeren Bedingungen für die Arbeit an den Traumaerinnerungen zu Hause sollten gemeinsam geplant werden:

Äußere Bedingungen für Hausaufgaben zum Nacherleben bzw. zum Schreiben einer Traumaschilderung

- Ungestörte Situation wählen, genügend Zeit einplanen.
- Gleichzeitig keiner anderen Tätigkeit nachgehen (also z. B. nicht gleichzeitig Auto fahren oder aufräumen).
- Unterbrechungen vorbeugen (z. B. Handy ausschalten).
- Dinge bereithalten, die bei Bedarf an das „Hier und Jetzt" erinnern können (z. B. Fotos, Videos, ätherische Öle, Musik, Pfefferminz).
- Sich anschließend Zeit nehmen, um sich wieder auf den Alltag einzustellen. Wenn möglich, eine angenehme Aktivität durchführen, die zuvor geplant wurde.

Wenn Bedenken wegen Dissoziation oder Ohnmachtsgefühlen bestehen, kann eventuell der Partner oder eine andere Vertrauensperson anwesend sein und die Patient:innen unterstützen.

4.5.3 Schritt 2: Informationen zur Korrektur der bedrohlichen Bedeutungen entdecken

Durch die Rekonstruktion des Ablaufs des Geschehens während des Traumas mithilfe des Nacherlebens und/oder der Traumaschilderung werden oft direkt Aspekte klar, die den individuell bedrohlichen Bedeutungen widersprechen. Zusätzlich können andere zuverlässige Informationsquellen Eindrücke korrigieren. Einige Beispiele, wie Patient:innen durch die Elaboration der Traumaerinnerung und durch die Nutzung zuverlässiger Quellen neue Informationen zur Aktualisierung bedrohlicher Bedeutungen von Hotspots entdecken können, werden im Folgenden aufgelistet:

Beispiele

Neue Informationen durch Elaboration der Traumaerinnerungen und zuverlässige Quellen

- Was der Patient während der schlimmsten Momente erwartete, ist nicht eingetreten (z. B. er lebt noch, er ist nicht querschnittsgelähmt).
- Andere Momente während des Traumas widersprechen der Bedeutung (z. B. „Die Täter drohen, mich umzubringen, wenn ich nicht tue, was sie wollen" widerspricht der Bedeutung des Hotspots „Ich bin ein Schwächling, weil ich mich nicht gewehrt habe").
- Erkennen, dass Wahrnehmungen während des Traumas falsch waren (z. B. „Es war eine Spielzeugpistole, keine echte Pistole, mit der ich bedroht wurde" aufgrund des Polizeiberichts; „Die Krankenpfleger und Ärzte wollten mein Leben retten" nach Lesen der Krankenhausakte widerspricht der Bedeutung „Sie foltern mich" bei Delirium auf der Intensivstation).
- Die Reihenfolge der Ereignisse war anders als angenommen (z. B. „Mein Vater war schon tot, als ich seinen Brief fand; ich hätte seinen Selbstmord nicht verhindern können")

Neue Perspektive durch kognitive Umstrukturierung entwickeln

Weiterhin werden bedrohliche Bedeutungen des jeweiligen Hotspots durch kognitive Umstrukturierung aus einer neuen Perspektive betrachtet und durch Verhaltensexperimente infrage gestellt. Dies ist besonders bei Hotspots notwendig, die mit Schuldgefühlen, Scham, Demütigung oder Ärger verbunden sind. Einsichten aus dem Besuch des Ortes des Traumas können für die Relativierung der bedrohlichen Bedeutungen wichtig sein (vgl. Kapitel 4.8). Des Weiteren können Imaginationstechniken sehr nützlich sein, um hilfreiche Informationen zu generieren (vgl. Kapitel 4.5.5). Zum Beispiel können sich Opfer von Gewalttaten, die glauben, das Trauma wäre besser ausgegangen, wenn sie sich mehr gewehrt hätten, diese Szene in der Vorstellung explorieren. Dies führt üblicherweise zur Schlussfolgerung, dass eine solche Reaktion die Gewalt eskaliert hätte.

Ergebnisse im Hotspot-Protokollbogen festhalten

Die individuellen bedrohlichen Bedeutungen eines Hotspots sowie die neuen Schlussfolgerungen, welche auf Basis der in der Therapie neu gewonnenen Informationen erarbeitet wurden, werden schriftlich in einem *Hotspot-Protokollbogen* festgehalten (Beispiele siehe https://oxcadatresources.com/ptsd-materials/) und in die schriftliche Traumaschilderung integriert.

4.5.4 Schritt 3: Aktualisierung der bedrohlichen Bedeutungen durch emotionale Verknüpfung der neuen Sichtweise mit dem jeweiligen Hotspot

Die schlimmsten Momente des Traumas (Hotspots) sind nur mangelhaft mit anderen Momenten des Traumas sowie mit anderen Informationen aus dem autobiografischen Gedächtnis verknüpft. Darum führen die neuen Informationen und Einsichten, die im zweiten Schritt (vgl. Kapitel 4.5.3) gewonnen wurden, meist nicht automatisch zu einer Änderung der bedrohlichen Bedeutungen, der damit verbundenen Emotionen und des Wiedererlebens des Hotspots. Deshalb wird die veränderte Sichtweise im dritten Schritt aktiv mit dem Hotspot verknüpft. Dazu wird zuerst der Hotspot aktiviert. Dies kann durch das Nacherleben dieses Moments mit den dazugehörigen bedrohlichen Bedeutungen oder das Vorlesen des entsprechenden Teils der Traumaschilderung mit emotionaler Beteilung ermöglicht werden. Während die Patientin den Hotspot weiterhin im Kopf behält, werden dann die aktualisierenden Informationen mit den veränderten Bedeutungen verbal hinzugefügt und zusätzlich mit verschiedenen sensorischen Modalitäten spürbar gemacht.

Neue Sichtweise mit Hotspots verknüpfen

Aktualisierung der Hotspots in mehreren Modalitäten erhöht emotionale Wirkung

Beispiele für verschiedene Modalitäten, die bei der Aktualisierung von Hotspots eingesetzt werden können[4]

- *Verbal:* „Ich weiß jetzt, dass ..."
- *Körperlich:* Zum Beispiel Bewegungen und Handlungen, die im Trauma nicht möglich waren; nach Verletzungen geheilte Körperteile anschauen, anfassen, bewegen; bei Demütigung aufrechte Körperhaltung, Powerposen.
- *Visuell*: Fotos, Bilder, Videos aus der Gegenwart; Videofeedback zur körperlichen Erscheinung; Tortendiagramm oder Umfrage aus der kognitiven Umstrukturierung.
- *Akustisch:* Musik aus der Gegenwart oder Musik, die mit nahestehenden Personen positiv assoziiert ist.
- *Taktil:* Positiv besetztes Objekt aus dem gegenwärtigen Leben in der Hand halten, fühlen oder drücken (z.B. Stofftier, Stein vom Meer).
- *Imagination:* Zum Ende des Traumas im Zeitraffer vorspulen; Imaginationsskript zur veränderten Bedeutung (z.B. Verstorbene ohne Schmerz an friedlichem Ort).

Fallbeispiel: Michael – Aktualisierung eines Hotspots im imaginativen Nacherleben

Aktualisierung der bedrohlichen Bedeutungen im imaginativen Nacherleben

Michael war als Soldat bei einem Kriegseinsatz aus großer Höhe gefallen und hatte sich schwer verletzt. Er erlebte einen seiner Hotspots nach: „Ich falle, es scheint eine Ewigkeit zu dauern, dann lande ich mit Wucht auf dem Boden. Ich liege da, mein Kopf schmerzt, aber ich fühle meine Beine nicht. Ich denke ‚Ich bin querschnittsgelähmt', bin in Panik. Ich denke, mein Leben ist völlig ruiniert, ich werde nie wieder Arbeit finden oder eine Familie haben können." Als Michael

4 Die Wahl der Kombination der Modalitäten sollte je nach bedrohlicher Bedeutung des Hotspots erfolgen.

einen emotionalen Zugang zum Hotspot erreicht hatte, forderte der Therapeut ihn auf, die in Schritt 2 erarbeiteten Informationen ins Bewusstsein zu rufen („Was wissen Sie heute?“). Michael erinnerte sich weiterhin, wie er auf dem Boden lag, und hielt gleichzeitig die neuen Informationen im Kopf: „Ich weiß heute, dass ich nicht querschnittsgelähmt bin. Ich arbeite nun bei der ABC-Versicherung und habe jetzt zwei Kinder, Anna und Max.“ Diese Aktualisierung wurde mit sensorischen Informationen emotional zugänglich gemacht. Der Therapeut forderte Michael auf, im Raum herumzugehen und seine Beine dabei zu spüren, mit den Händen zu fühlen, wie sich seine Beine bewegten, auf ein Foto von sich mit seinen Kindern zu schauen. So konnte er die revidierten Bedeutungen nicht nur intellektuell, sondern auch emotional realisieren. Eine emotionale Änderung war in der Sitzung direkt zu beobachten. In der folgenden Woche hatte er kaum noch intrusive Erinnerungen und schlief viel besser. Als eine Erinnerung an den Sturz hochkam, schaute er auf das Foto mit seinen Kindern und joggte für ein paar Minuten und sagte sich laut: „Ich bin nicht querschnittsgelähmt.“

Aktualisierung der bedrohlichen Bedeutungen in der Traumaschilderung

Für die Aktualisierung der Hotspots mit Traumaschilderungen werden zunächst die neuen Erkenntnisse aus der Elaboration des Traumagedächtnisses und Schlussfolgerungen aus der kognitiven Arbeit in die Traumaschilderung (buchstäblich) hineingeschrieben, üblicherweise in einer anderen Farbe, die hervorsticht, oder in Großbuchstaben. Die Patientin (oder wenn bevorzugt die Therapeutin) liest den entsprechenden Hotspot vor und die Patientin stellt ihn sich dabei vor, um emotionalen Zugang zu finden. Dann liest sie die Aktualisierungen vor, ergänzt durch passende sensorische Modalitäten.

Fallbeispiel: Carmen – Aktualisierung von Hotspots in der Traumaschilderung

Carmen wurde als Kind in ihrem Heimatland von ihrem Vater häufig körperlich misshandelt und grausam und erniedrigend für Kleinigkeiten bestraft. Um das elterliche Haus verlassen zu können, heiratete sie mit 16 Jahren einen 37-jährigen Mann, der angesehen war und in kriminellen Kreisen verkehrte. In der Ehe war er körperlich und sexuell gewalttätig. Carmen lernte, während der Gewalttaten zu dissoziieren, um sie besser auszuhalten. Auch begann sie, ihre Oberschenkel mit einem Messer zu ritzen. Nach mehreren Jahren gelang es ihr, mit ihren Kindern zu ihrer Schwester zu fliehen, die in England lebte. Da Carmen auch in der Therapie stark dissoziierte, wurde mit einer schriftlichen Traumaschilderung gearbeitet, und sie benutzte einen Quetschball, um sich an die Gegenwart zu erinnern, wenn sie zu dissoziieren begann. Eines ihrer schlimmsten Erlebnisse war die Vergewaltigung in ihrer Hochzeitsnacht. Sie wusste, dass es kein normaler Sex war, und glaubte, es sei ihre Schuld, denn sie wusste, dass Sex von Ehefrauen erwartet wurde. Carmen glaubte, sie verdiene es, schlecht behandelt zu werden (Grad der Überzeugung: 100 %), wie es schon ihr Vater immer wieder gesagt hatte. Die kognitive Arbeit, insbesondere eine anonyme Umfrage (vgl. Kapitel 4.8.3) zur Überprüfung ihrer Überzeugungen mit Fragen wie „Hatte sie es verdient, so behandelt zu werden?“, „Was denkst du über den Mann?“, „Hat eine Frau das Recht, Sex zu verweigern, selbst wenn sie verheiratet ist?“ waren hilfreich und reduzierten den Grad von Carmens Überzeugung auf 20 %. Allerdings fühlte sie dies nicht völlig. Sie schrieb daraufhin einen Brief an ihr 16-jähriges Selbst und las ihn der 16-jährigen Carmen in ihrer Vorstellung vor, was die kognitive Veränderung emotional spürbar machte. Die Schlussfolgerungen aus der kognitiven Arbeit (hier in Schreibschrift gekennzeichnet) wurden in die Traumaschilderung bei den entsprechenden Hotspots (hier in kursiver Schrift gekennzeichnet) eingearbeitet (im Original wurden verschiedene Farben verwendet):

„Er liegt auf mir und drückt meinen Hals. Er ist so schwer, voller Schweiß, ekelhaft. *Ich fühle mich so dreckig, ich bin eine schlechte Frau, das ist kein normaler Sex, ich mache das nicht richtig.* Ich weiß jetzt, dass er im Unrecht ist und ich es nicht verdiene, so behandelt zu werden – das haben die Leute in der Umfrage gesagt. Ich bin nicht dreckig. Ich bin eine gute Frau. Ich habe meine Kinder gut versorgt und erzogen und die Leute bei der Arbeit respektieren mich.

Ich kann nicht atmen und habe große Angst. *Er wird mich töten, und die Leute werden reden. Er ist ein wichtiger Mann und wird sagen, dass es meine Schuld ist und das wird Schande für meine ganze Familie bringen. Mein Vater hat schon immer gesagt, ich bin eine Schlampe.* Ich weiß jetzt, dass mein Vater und er mich schlecht behandelt haben, sie sollten sich schämen, nicht ich. Ich habe das nicht verdient, ich bin keine Schlampe, ich bin eine gute Frau.“

Carmen las dann jeweils die Hotspots und die Aktualisierungen mit emotionaler Beteiligung vor und vertiefte die Aktualisierungen weiter durch das Ansehen der Umfrageergebnisse sowie aktueller Fotos von sich mit ihren Kindern oder mit ihren Arbeitskolleginnen und nahm eine stolze Körperhaltung ein.

Vorgehen bei der Aktualisierung von Hotspots

Tipps zur Aktualisierung von Hotspots

- Es wird jeweils ein Hotspot aktualisiert.
- Alle bedrohlichen Bedeutungen des jeweiligen Hotspots müssen identifiziert werden (Hinweise durch Emotionen, PTCI-Fragebogen, Verhaltensweisen); verschiedene Bedeutungsebenen werden exploriert (z. B. „Ich werde sterben“ und verschiedene persönliche Bedeutungen des eigenen Todes).
- Die Aktualisierung kann sofort nach der Identifizierung von überzeugenden Informationen zur Relativierung der bedrohenden Bedeutungen eines Hotspots beginnen, es müssen nicht alle Hotspots zuvor bekannt sein. Die starke emotionale Veränderung kann sehr motivierend sein, auch an anderen Hotspots zu arbeiten.
- Ablauf: Zunächst emotionales Engagement mit dem Hotspot erreichen, dann Aktualisierungen ins Bewusstsein rufen (verbal und sensorisch) und genügend Zeit lassen, damit die Aktualisierungen emotional einwirken können.
- Die Aktualisierungen müssen glaubhaft sein in dem Zustand, in dem sich Patient:innen während des Traumas befanden (z. B. bei Traumatisierung als Kind oder bei Dissoziation).

- Was zunächst wie ein Hotspot wirkt, kann tatsächlich aus mehreren Hotspots mit verschiedenen Bedeutungen bestehen, die möglicherweise einzeln aktualisiert werden müssen.
- Falls imaginatives Nacherleben verwendet wurde, sollte die Aktualisierung anschließend auch in der Traumaschilderung ergänzt werden.
- Die Generalisierung der Aktualisierungen auf Hotspots mit ähnlicher Bedeutung im selben oder anderen Trauma sollte gefördert werden.

4.5.5 Imaginationstechniken

Imaginationstechniken hilfreich, um Inhalte der Erinnerung zu aktualisieren

Viele der Aspekte des Traumagedächtnisses sind in Form von Bildern und anderen sensorischen Eindrücken gespeichert. Insofern sind Imaginationstechniken besonders nützlich, um die Inhalte der Erinnerung zu aktualisieren. Sie ergänzen die verbalen Techniken der kognitiven Umstrukturierung bei der Modifikation von problematischen Bedeutungen des Ereignisses und bei der Aktualisierung der Erinnerungen. Der Inhalt der Imagination wird anhand der bedrohlichen Bedeutungen ausgewählt, für die eine neue Sichtweise entwickelt werden soll. Dies kann imaginäre Szenen einschließen, solange sie von der Bedeutung her passen. Dies wird im Folgenden an Beispielen erläutert.

Alternative Interpretationen in der Imagination erarbeiten

Neue Informationen zur Modifikation von bedrohlichen Bedeutungen des Traumas erarbeiten. Imaginationstechniken können nützlich sein, um alternative Interpretationen zu den bedrohlichen Bedeutungen des Traumas zu entwickeln. So können Patient:innen bei Selbstvorwürfen in der Vorstellung explorieren, was passiert wäre, wenn sie anders gehandelt hätten, und entdecken, dass der Ausgang des Ereignisses nicht besser oder eventuell schlechter gewesen wäre. Die Imagination des Ereignisses aus einer anderen Perspektive kann ebenfalls hilfreich zum Entdecken einer neuen Sichtweise sein.

Fallbeispiele

- Laura warf sich nach einem Bombenattentat vor, dass sie anderen, die um Hilfe riefen, nicht geholfen hatte. Bei der Vorstellung der Situation aus der Vogelperspektive realisierte sie, dass sie selbst zu sehr verletzt war, um zu diesen Menschen zu gelangen, und dass Rettungssanitäter bereits auf dem Weg zu den Verletzten waren.
- Malik, der (unschuldig) in einen Frontalzusammenstoß verwickelt war, bei dem der andere Fahrer starb, fühlte sich schuldig. Er nahm an, der andere Fahrer sei sich des drohenden Todes bewusst gewesen und hätte dabei endlose und unvorstellbare Qualen erlitten. Die verbale Hinterfragung dieser Interpretation (z. B. Hatte Malik auch erwartet zu sterben? Waren seine eigenen Qualen unerträglich gewesen?) ergab keine wesentliche Modifikation dieser Interpretation. Als er sich den Unfall jedoch aus der Perspektive des anderen Fahrers vorstellte, wurde ihm klar, dass der andere Fahrer Maliks Fahrzeug erst sehr kurz vor dem Unfall gesehen haben musste, dass die Gewissheit des Todes nur Bruchteile von Sekunden gedauert haben konnte und

dass er unmittelbar nach dem Aufprall gestorben sein musste. Auch kam er zu der Überzeugung, dass der Verstorbene wahrscheinlich in einer Art Schockzustand gewesen sein musste, der seine Gefühle betäubte. Durch diese Imaginationsübung wurden seine Selbstvorwürfe und Schuldgefühle deutlich reduziert.

Elaboration des Traumagedächtnisses. Imaginationstechniken können nützlich sein, um die Erinnerung an das traumatische Erlebnis zu elaborieren, Lücken in der Erinnerung zu füllen und neue Bedeutungen zu erarbeiten.

Imaginationstechniken zur Elaboration der Erinnerungen

Fallbeispiel: Katja

Katja, deren kleines Kind bei einem Hausbrand gestorben war, während sie selbst außer Haus war, sah immer wieder die brennenden Vorhänge vor sich, wie sie sie gesehen hatte, als sie auf das Haus zuging. Sie hatte damals geglaubt, das Kind verbrenne bei lebendigem Leibe unter unsäglichen Qualen. Tatsächlich befand sich das Kind zu diesem Zeitpunkt jedoch in Katjas Schlafzimmer im oberen Stockwerk und war dort an einer Rauchvergiftung gestorben. Dies war für Katja tröstlich, da der Körper des toten Kindes unversehrt und friedlich aussah und ihr der Tod weniger qualvoll erschien. Dennoch konnte sie das Bild der brennenden Vorhänge nicht mit dem Anblick des toten Kindes im Schlafzimmer verbinden und sah immer wieder die brennenden Vorhänge vor sich, verbunden mit dem Gefühl, das Kind leide unsägliche Qualen. Die Therapeutin und Katja einigten sich darauf, sich vorzustellen, was das Kind dazu bewegt haben könnte, ins Schlafzimmer zu gehen. Ein wahrscheinlicher Grund war, dass das Kind sich dort Schokolade aus den Schubladen geholt hatte. Die Therapeutin und Katja erstellten im zweiten Schritt der Aktualisierung der Traumaerinnerungen ein Skript, anhand dessen sie sich vorstellte, wie das Kind in das Schlafzimmer gegangen war, dort Schokolade gegessen hatte und dass es durch die giftigen Gase müde geworden und eingeschlafen war. Katja stellte sich diesen Ablauf vor und fühlte sich erleichtert. Anschließend wurde im dritten Schritt der Hotspot der brennenden Vorhänge aktiviert und Katja stellte sich das Bild des schokoladeessenden und sanft einschlafenden Kindes vor. Sie berichtete, dass es sich dabei zum ersten Mal wahr anfühlte, dass das Kind nicht unter Qualen verbrannt war. Die intrusiven Bilder der Vorhänge traten danach nicht mehr auf.

Aktualisierende Informationen glaubhaft machen. Während eines traumatischen Erlebnisses ist die Kapazität von Menschen, Informationen zu verarbeiten, oft eingeschränkt. Dies ist für die Aktualisierung der Traumaerinnerungen relevant, da die aktualisierenden Informationen für die Person im *damaligen* Zustand plausibel sein müssen. Hier können Imaginationsskripte helfen. So sind Imaginationsskripte hilfreich, um die in der Therapie erarbeiteten neuen Bedeutungen „Es war nicht meine Schuld“ oder „Ich habe das nicht verdient“ nach sexuellem Kindesmissbrauch in der Aktualisierung von Hotspots glaubhaft und emotional wirksam zu machen. Das Skript wird jeweils individuell entwickelt. Zum Beispiel kann ein Erwachsener (z. B. die Person selbst als Erwachsener, die gegenwärtige Partnerin oder eine Autoritätsperson wie die Therapeutin) in der Vorstellung zum Kind sprechen, es trösten und versorgen, und dann über die Zukunft sprechen, in der der Patient nicht mehr der Täterin ausge-

Aktualisierende Informationen durch Imaginationsskripte glaubhaft machen

liefert ist. Wenn der Hotspot aktiviert ist, stellt der Patient sich diese Szene dann mithilfe von Hinweisen der Therapeutin anhand des Skripts vor.

Das Trauma in der Imagination zum Ende führen

Das Trauma zu Ende führen. Imaginationstechniken sind hilfreich, um dem traumatischen Erlebnis ein weniger bedrohliches Ende zu geben. Ein Beispiel hierfür sind Traumata, bei denen jemand gestorben ist. Das intrusive Wiedererleben von belastenden Eindrücken der verstorbenen Person vor oder nach dem Tod im „Hier und Jetzt" bedingt, dass es Patient:innen häufig so erleben, als sei die verstorbene Person *jetzt* noch an der Stelle, an der ihr Tod eintrat, oder noch im gleichen inneren Zustand. Dies erschwert es ihnen, mit dem Tod abzuschließen, und trägt zu negativen Bedeutungen des Traumas bei (z.B. „Sie leidet immer noch schreckliche Schmerzen und Angst", „Sie fühlt sich vollkommen alleingelassen" oder „Er findet keinen Frieden"). Die Begleitung der Verstorbenen an einen friedlichen Ort in der Vorstellung, oder je nach religiösen oder spirituellen Überzeugungen in einen friedlichen Zustand nach dem Tod, kann große Erleichterung bringen. Zum Beispiel fand Katja es hilfreich, sich ihr verstorbenes Kind auf dem Schoß ihrer zuvor verstorbenen Mutter im Himmel vorzustellen.

Tröstende Vorstellungsbilder zu bleibenden Verbindungen bei Tod nahestehender Personen

Bleibende Verbindungen nach dem Tod nahestehender Personen. Nach dem traumatischen Tod nahestehender Personen leiden Hinterbliebene oft stark darunter, dass ihre Beziehung plötzlich abbrach. Unterhaltungen in der Vorstellung zum Abschiednehmen, zu letzten Worten, die im Streit gesagt wurden oder zu Wünschen der Verstorbenen für die Zukunft der Hinterbliebenen können hilfreich sein. Auch ist es sinnvoll, zu besprechen, dass der Tod nicht das Ende der Beziehung ist und die Hinterbliebenen die Verstorbenen weiter mit sich tragen. Hierzu wird ein tröstendes Vorstellungsbild entwickelt, das symbolisiert, was die Verstorbenen für die Hinterbliebenen bedeutete (Wild et al., 2023). Das Vorstellungsbild wird zusammen mit den anderen Vorstellungsbildern zum Frieden im Tod mit relevanten Hotspots verknüpft und kann dann abgerufen werden, wenn die Hinterbliebenen Wiedererlebenssymptome oder starke Sehnsucht nach den Verstorbenen haben.

Änderung schrecklicher Vorstellungsbilder aus dem Trauma

Schreckliche Vorstellungsbilder während des Traumas. Manche Patient:innen haben während des Traumas schreckliche Vorstellungsbilder, die über das hinausgehen, was in Wirklichkeit passierte. Beispiele sind Vorstellungsbilder von Folter während eines Deliriums auf der Intensivstation oder Vorstellungsbilder, was im Trauma passieren würde.

Fallbeispiel: Niam

Niam hatte einen Motorradunfall, bei dem er durch die Luft geschleudert wurde. Er sah dabei seinen Körper zerstückelt auf dem Boden liegen. Er erlebte diesen Moment täglich sehr lebhaft wieder und erlitt seine Todesangst erneut. In der Therapie erstellte Niam ein Skript, das deutlich machte, dass sein Körper heute intakt war. Er stellte sich diesen Hotspot vor und setzte seinen Körper wieder zusammen, wie der Terminator im Film. Dabei fühlte er seinen intakten Körper, stand auf und bewegte sich. Danach stellte er sich vor, wie er mit seiner Band Musik machte, was er im Rahmen des Zurückeroberns des Lebens kürzlich wieder zum ersten Mal nach dem Unfall gemacht hatte.

4.6 Identifikation und Diskrimination von Auslösern des intrusiven Wiedererlebens

Nach dem Modell von Ehlers und Clark (2000) kann Wiedererleben reduziert werden, wenn eine bessere Diskrimination zwischen Reizen, die während des Traumas auftraten, und den Auslösern von Traumaerinnerungen in der gegenwärtigen Umwelt gefördert wird. Dadurch wird der direkte Abruf aus dem Gedächtnis reduziert. In der Kognitiven Therapie wird daher ein *Auslöser-Diskriminationstraining* (für Patient:innen kurz: „Damals versus Jetzt"-Technik) durchgeführt.

Zunächst werden die Patient:innen angeleitet, Auslöser für das intrusive Wiedererleben und negative Emotionen, die mit dem Trauma verbunden sind, zu entdecken. Sie werden über die Art der Auslöser des intrusiven Wiedererlebens informiert. Patient:innen berichten meist, dass sie bestimmte Auslöser identifizieren können (z.B. Fernsehprogramme mit ähnlichem Thema, Ort des Traumas), dass das Wiedererleben aber auch oft unerwartet auftritt. Therapeut:innen erläutern, dass die Auslöser nicht nur solche sind, die von ihrer Bedeutung her mit dem Trauma zusammenhängen, sondern gerade auch Reize, die den sensorischen Eindrücken ähneln, die kurz vor dem Trauma oder währenddessen wahrgenommen wurden (z.B. bestimmte Farben, Muster, Geräusche, Lichtverhältnisse, Bewegungsrichtungen, Körperpositionen etc.). So kann z.B. das Liegen im Bett ein Auslöser sein, der zu Wiedererlebenssymptomen und Schlafstörungen beiträgt. Bei vielen Patient:innen, die körperlich angegriffen wurden oder die im Trauma verletzt wurden, gab es Momente des Traumas, an denen sie auf dem Boden oder in einem Bett lagen (z.B. im Krankenwagen). Zur Identifikation der Auslöser kann ein Tagebuch nützlich sein. Im Tagebuch können Patient:innen ihr Wiedererleben und Notizen zu der Situation, in der es aufgetreten ist, eintragen, sowie mögliche Auslöser identifizieren. Die Notizen können dann in der nächsten Sitzung besprochen werden. Therapeut:innen können auch auf Basis ihrer bisherigen Erfahrung einige typische Auslöser vorschlagen.

Informieren über sensorische Auslöser des Wiedererlebens

Viele Auslöser werden von Patient:innen nicht erkannt

Wenn ein Auslöser identifiziert wurde, wird systematisch verglichen, welche Ähnlichkeiten und Unterschiede zwischen dem Auslöser und dessen aktuellem Kontext und der traumatischen Situation vorliegen. Auch hier sollte darauf geachtet werden, sensorische Unterschiede in verschiedenen Modalitäten zu finden. Es finden sich in der Regel mehr Unterschiede als Gemeinsamkeiten. Dies zeigt das Beispiel eines politischen Flüchtlings, bei dem durch das Schreien eines Mannes in seinem neuen Wohnort ein Flashback einer bedrohlichen Situation während seiner Inhaftierung ausgelöst wurde (vgl. Tabelle 4).

„Damals versus Jetzt"-Diskrimination steigern

Anschließend lernt der Patient, seine Aufmerksamkeit bei Wiedererlebenssymptomen gezielt auf die Unterschiede zwischen dem „Damals" und dem „Hier und Jetzt" zu lenken. Dies wird in der Sitzung geübt, z.B. können am Computer verschiedene Aufnahmen von schreienden Männerstimmen abgespielt werden, während der Patient seine Aufmerksamkeit auf Unterschiede in den Stimmen (z.B. verschiedene Sprachen) und den Kontext lenkt. Im Anschluss übt der Patient die Anwendung der „Damals versus Jetzt"-Technik im Alltag.

Tabelle 4: Diskrimination eines Auslösers des Wiedererlebens am Beispiel einer schreienden Männerstimme

	Damals	Jetzt
Ähnlichkeiten	• Lautes Schreien	• Lautes Schreien
	• Männerstimme	• Männerstimme
Unterschied	• In Gefängniszelle	• Auf der Straße
	• Jemand schrie vor Angst/ Schmerzen	• Jemand ruft laut zu seinem Freund
	• Konnte den Mann nicht sehen	• Kann den Mann sehen
	• Ich konnte nicht fliehen	• Ich kann vorbeigehen
	• Muffiger Geruch	• Frischer Geruch
	• Trage Gefängniskleidung	• Trage Jeans und T-Shirt, Regenjacke
	• Temperatur heiß, trocken	• Temperatur kühl, leichter Regen
	• Im Heimatland, alte Sprache	• Neuer Wohnort, neue Sprache
	• Ich war in Gefahr, dachte, ich bin der Nächste	• Ich bin nicht in Gefahr

4.7 Besuch des Ortes, an dem das Trauma passierte

Ein Besuch des Ortes, an dem das Trauma passierte, ist sehr hilfreich, um weiter spürbar zu machen, dass das traumatische Erlebnis in der Vergangenheit liegt, und um weitere Hinweise zur Aktualisierung bedrohlicher Bedeutungen zu finden. Patient:innen sollten zuvor die Diskrimination von Auslösern des Wiedererlebens gelernt haben, da am Ort des Traumageschehens viele Auslöser zu erwarten sind.

Unterschiede am Ort finden: damals vs. heute

Am Ort wird zum einen verglichen, wie es damals und jetzt dort aussieht und sich anfühlt (z.B. Unterschiede im Aussehen von Gebäuden, Temperatur, Wetter, Gerüche). Es können viele Unterschiede gefunden werden, die helfen, die zeitliche Perspektive eines Rückblicks in die Vergangenheit in Abgrenzung zum Wiedererleben deutlich zu machen. So beschreiben Patient:innen oft, dass der Ort in ihrem Kopf immer noch wie zum Zeitpunkt des Traumas aussieht (z.B. viel Blut, Feuer, Verletzte) und dass sie erst beim Besuch des Ortes völlig erfassten, dass das Trauma vorbei ist.

Der Besuch des Ortes mit der Rekonstruktion der einzelnen Schritte gibt weiterhin sehr nützliche Informationen zur Modifikation bedrohlicher Bedeutungen, zum Ablauf und zur Verantwortlichkeit für das Ereignis (z.B. ergibt die genaue Inspektion einer Unfallstelle oft die Schlussfolgerung, dass der Unfall nicht verhindert werden konnte). Für eine ausführlichere Beschreibung siehe Murray et al. (2015) oder Trainingsvideos *(site visit)* unter https://oxcadatresources.com/ptsd-training-videos/.

Begleitung durch den Therapeuten empfohlen

Wenn möglich, sollten Therapeut und Patient den Ort des Geschehens gemeinsam aufsuchen. Wenn das nicht möglich ist, kann der Therapeut den Patienten z.B. aus der Entfernung per Handy begleiten oder der Patient besucht den Ort nach einer gemeinsamen Vorbesprechung mit einer Vertrauensperson. Auch virtuelle Besuche über *Google Street View* oder *Google Earth* können nützlich sein, wenn ein Besuch nicht sicher oder möglich ist. Ein virtueller Besuch kann ebenfalls zur Vorbereitung dienen.

Es ist sinnvoll, am Ort des Traumas ein Foto vom Patienten zu machen, das als sichtbare Erinnerungsstütze verwendet werden kann, dass das Trauma vorbei ist. Es kann zur weiteren Aktualisierung des Traumagedächtnisses herangezogen werden (Schritt 3) oder auf dem Handy zur Unterstützung der „Damals versus Jetzt“-Diskrimination bereitstehen, falls noch Wiedererlebenssymptome auftreten.

4.8 Kognitive Arbeit zu Bedeutungen des Traumas und seiner Konsequenzen

4.8.1 Generelles Vorgehen

Die individuellen bedrohlichen Bedeutungen des Traumas und/oder seiner Konsequenzen werden mit Methoden der kognitiven Therapie modifiziert. Therapeutin und Patientin arbeiten zusammen, um diese Bedeutungen gemeinsam auf ihre Übereinstimmung mit der Realität hin zu überprüfen. Dabei lernt die Patientin, die Bedeutungen zu identifizieren und zu hinterfragen, also nicht mehr automatisch als wahr zu betrachten.

Im Fokus: Kognitive Verzerrungen bei bedrohlichen Bedeutungen

Zu betonen ist, dass es um bedrohliche Bedeutungen des Traumas geht, die über das hinausgehen, was jeder an dem Erlebnis entsetzlich finden würde. Die kognitiven Verzerrungen bei den bedrohlichen Bedeutungen des Traumas können sich um verschiedene Themen drehen, von denen hier nur einige beispielhaft dargestellt werden können: Übergeneralisierung von Gefahr, übermäßige Wahrnehmung der eigenen Verantwortlichkeit und Verurteilung durch andere und übermäßige Beschäftigung mit Ungerechtigkeit. Bei Patient:innen, die tatsächlich Verantwortung für das Ereignis haben, wird diese nicht beschönigt, sondern die Therapie fokussiert auf Übergeneralisierungen wie „Ich bin ein schlechter Mensch und verdiene es, nie wieder Freude zu haben“. Ebenso wird bei realen Verlusten wie körperlichen Beeinträchtigungen nach Verletzung im Trauma oder Verlust einer nahestehenden Person die Trauer um den Verlust empathisch begleitet und die kognitive Umstrukturierung konzentriert sich auf Überbewertungen, Übergeneralisierungen und andere kognitive Verzerrungen. Zum Beispiel kann bei permanenten Verletzungen Videofeedback nützlich sein, wenn Patient:innen sich aufgrund der intrusiven Erinnerungen an ihr Aussehen kurz nach dem Trauma als stark entstellt wahrnehmen, aber die Veränderung objektiv nicht mehr auffällig ist.

Stil: Kollaborativ, geleitetes Entdecken, keine Belehrung

Die Fragen und Erläuterungen der Therapeutin dienen dazu, die bedrohlichen Bedeutungen des Traumas und dessen Konsequenzen „geleitet" zu entdecken. Es ist wichtig, nicht den Eindruck zu vermitteln, die Patientin habe bisher „falsch" gedacht und gehandelt. Die Therapeutin sollte deswegen deutlich Verständnis für die Interpretationen und Reaktionen der Patientin zeigen (z. B. „Das kann ich gut nachvollziehen, das Ereignis kam so ganz aus heiterem Himmel, als sie so glücklich und voller Hoffnung für die Zukunft waren – und dann waren diese Pläne plötzlich zerstört, sodass sie nun denken: Es hat keinen Zweck, für die Zukunft zu planen" oder „Wenn ich glauben würde, die Gedanken an das Ereignis machen mich verrückt, dann würde ich auch versuchen, sie mit aller Gewalt loszuwerden").

Wesentlicher Schritt: Überprüfen der alten und neuen Sichtweise in Verhaltensexperimenten

Weiterhin ist es wichtig, problematische Schlussfolgerungen nicht zu schnell zu hinterfragen, sondern zunächst die innere Logik des Denkens und Verhaltens der Patientin genau zu verstehen und zu reflektieren. Die kognitive Umstrukturierung ist also ein gradueller Prozess, der es der Patientin im Verlauf einiger Sitzungen ermöglicht, ihre Sichtweise durch Operationalisierung der bedrohlichen Bedeutungen, durch gezieltes Hinterfragen und durch Überprüfung der Bedeutung mithilfe von Verhaltensexperimenten zu verändern – in der Sitzung und später als Hausaufgabe.

Zu den bei der Umstrukturierung verwendeten Methoden gehören: sokratischer Dialog, Sammeln und Hinterfragen der Belege für die Bedeutungen, Suche nach anderen möglichen Sichtweisen und zuverlässigen Informationen, Kosten-Nutzen-Analyse für Überzeugungen und aufrechterhaltende Verhaltensweisen, Tortendiagramme, Umfragen, Verhaltensexperimente und Imaginationsverfahren. Auch der Besuch des Ortes des Traumas kann bei der Überprüfung der bedrohlichen Bedeutungen hilfreich sein (vgl. Kapitel 4.7). Die verwendeten Methoden hängen von den individuell unterschiedlichen bedrohlichen Bedeutungen ab. Eine generelle Orientierungshilfe bietet das folgende Grundschema für die kognitive Umstrukturierung.

Grundschema für die kognitive Umstrukturierung von bedrohlichen Bedeutungen (zu Selbstbild oder Sicherheit) des Traumas oder seiner Folgen

1. Persönliche Bedeutung konkret ausformulieren.
2. Überzeugung einschätzen lassen (0 bis 100 %).
3. Alle Belege sammeln, die für die Interpretation sprechen.
4. Gültigkeit der Belege diskutieren, alternative Sichtweise entwickeln (evtl. nicht nur verbal, sondern auch mit Imaginationstechniken).
5. Überzeugungen jeweils einschätzen lassen (0 bis 100 %).
6. Konkretes Experiment durchführen, um zu überprüfen, welche der Interpretationen stimmen.
7. Überzeugung neu einschätzen lassen (0 bis 100 %). Evtl. zurück zu Punkt 4, wenn Zweifel bestehen oder die Reduktion nicht ausreichend ist.
8. Für Bedeutungen des Traumas: Aktualisierung des Traumagedächtnisses, Schritt 3: Neue Bedeutungen und Belege mit den betreffenden Hotspots verbinden (vgl. Kapitel 4.5).

Typische Fragen, die im sokratischen Dialog genutzt werden können, sind:

Typische Fragen im sokratischen Dialog

- Was bewegt Sie dazu, zu glauben, dass ... (Bedeutung)? Woran konnten Sie das feststellen? Welchen Grund haben Sie, das anzunehmen?
- Schließen Sie das aufgrund Ihres Gefühls oder daraus, was wirklich passiert ist?
- Woher wissen Sie, dass das stimmt/passieren wird?
- Gibt es Gründe anzunehmen, dass ___ nicht stimmt/nicht eintreten wird?
- Wie würde jemand anderes darüber denken?
- Gibt es vielleicht eine andere Sichtweise/Erklärung?
- Gibt es Hinweise, dass die andere Sichtweise/Erklärung stimmen könnte?
- Ist ___ (die erwartete Katastrophe) bisher eingetreten? Warum nicht?
- Was wäre, wenn ___ (die erwartete Katastrophe) passieren würde? Was würde das für Sie bedeuten, was wäre das Schlimmste daran?

Der kulturelle Hintergrund der Patient:innen kann zu den individuellen Bedeutungen des Traumas oder zur Reaktion anderer Personen aus dem kulturellen Umfeld beitragen. Soweit möglich, arbeitet die Kognitive Therapie innerhalb der kulturellen Normen der Patient:innen. Therapeut:innen sollten sich daher darüber informieren oder die Patient:innen fragen, ob andere Personen aus ihrer Kultur auch so denken. Wenn kulturelle Normen jedoch zur Misshandlung, Ablehnung oder Ausstoßung der Patient:innen deutlich beigetragen haben (z. B. die Einstellung in manchen Kulturkreisen, dass Vergewaltigungsopfer Schande über die Familie bringen), werden sie vorsichtig hinterfragt und, wenn möglich, durch kritische Stimmen von Personen aus demselben Kulturkreis unterstützt. Für eine Übersicht von kulturellen Adaptationen bei KVT mit Traumafokus siehe Schnyder et al. (2016).

Kulturellen Hintergrund beim Verständnis und der Bearbeitung bedrohlicher Bedeutungen beachten

4.8.2 Übergeneralisierung von Gefahr – Angst

Vielen Patient:innen mit PTBS erscheint die Wahrscheinlichkeit eines erneuten Traumas oder Unglückes für sich selbst und nahestehende Personen so stark erhöht, dass sie ihr Leben deutlich einschränken. Hierzu tragen das intrusive Wiedererleben und emotionale Schlussfolgerungen bei (z. B. „Ich fühle mich ängstlich, also muss es gefährlich sein"). Es besteht eine Übergeneralisierung von Gefahr allgemein und die Auffassung, dass das Trauma gezeigt hat, wie vulnerabel die Betroffenen sind (z. B. „Wenn es mir einmal passieren konnte, bedeutet das, dass es wieder passieren wird") oder dass es eine Strafe oder Warnung war (z. B. „Gott will mich bestrafen"). Hypervigilanz, eine erhöhte Aufmerksamkeit auf mögliche Anzeichen von Gefahr, und übertriebene Sicherheitsmaßnahmen erhalten diese Überzeugungen aufrecht.

Wahrscheinlichkeit eines neuen Unglücks wird überschätzt durch intrusives Wiedererleben, Übergeneralisierung von Gefahr, Hypervigilanz, übertriebene Sicherheitsmaßnahmen

Fallbeispiel: Anna

So war Anna nach einer Gewalttat davon überzeugt, dass sie mit einer Wahrscheinlichkeit von 80 % wieder angegriffen würde, wenn sie ihre Wohnung ohne Begleitung verließ, und ging deswegen nie mehr allein aus dem Haus. Als Grund dafür gab sie an, dass sehr viele Männer in ihrer Wohngegend sehr gefährlich

Gefühl erhöhter Gefahr: Realität oder vom Traumagedächtnis vorgetäuscht?

seien. Anna und ihre Therapeutin betrachteten zwei alternative Sichtweisen: (1) Durch das traumatische Ereignis ist die generelle *Wahrscheinlichkeit* schlimmer Ereignisse gestiegen (so wie es sich zurzeit für Anna anfühlte) oder (2) die *Erinnerung an das Trauma* vermittelt den fälschlichen Eindruck, dass Anna weiterhin in großer Gefahr ist, angegriffen zu werden.

Zweifel an Übergeneralisierung wecken durch eigene Erfahrungen

Um erste Zweifel an der Übergeneralisierung zu wecken, kann die Therapeutin auf den eigenen Erfahrungen der Patientin aufbauen und zusammen mit ihr grob die Wahrscheinlichkeit in ihrem bisherigen Leben einschätzen.

Fallbeispiel: Anna (Forts.)

So wohnte Anna seit sechs Jahren in ihrer Wohnung und war fast jeden Tag einmal allein ausgegangen, also ungefähr 2 000 Mal, und war bisher einmal angegriffen worden. Das entsprach einer Wahrscheinlichkeit von 0.05 %, während es sich jetzt wie 80 % anfühlte. Die Therapeutin und Patientin besprechen dann, mit welcher der Sichtweisen ihre bisherige Erfahrung besser übereinstimmt.

Experiment zur Hypervigilanz

Als Nächstes bietet sich an, die Rolle der Hypervigilanz auf Anzeichen von Gefahr in einem kurzen Experiment erlebbar zu machen. Dazu wird eine Situation verwendet, die nicht mit dem Trauma in Verbindung steht, z. B. die Gefahr im Straßenverkehr bei PTBS nach Gewalttaten und umgekehrt.

Fallbeispiel: Anna (Forts.)

So ging die Therapeutin mit Anna zu einer viel befahrenen Straße in der Nähe ihrer Praxis und ließ Anna einschätzen, für wie wahrscheinlich sie es hielt, dass hier in den nächsten Minuten ein Unfall passieren würde und wie ängstlich sie sich fühlte. Danach bat sie Anna, für ein paar Minuten auf alle möglichen Anzeichen zu achten, dass ein Unfall passieren könnte (z. B. Autos fahren zu schnell, halten zu wenig Abstand zu Fahrrädern). Anschließend wurden neue Einschätzungen der Wahrscheinlichkeit und Ängstlichkeit vorgenommen (beide stiegen deutlich an) und besprochen, was Anna hieraus für ihre eigene Beobachtung, viele Männer in ihrer Wohngegend seien gefährlich, schließen könne. Könnte die selektive Aufmerksamkeit für Gefahr auch hier eine Rolle spielen?

Vor- und Nachteile der Hypervigilanz werden besprochen. Zu den Nachteilen gehört, dass Hypervigilanz auf bestimmte Gefahren mit automatischen Mechanismen zur Entdeckung von anderen Gefahren führt. Wenn die ganze geistige Energie darauf verwendet wird, möglicherweise gewalttätige Personen zu erkennen, kann man ein ausbrechendes Feuer schlechter erkennen als jemand, der seine Aufmerksamkeit nicht kontrolliert und den automatischen „Alarmmechanismen" vertraut.

Verhaltensexperimente zentrale Intervention

Daraufhin werden *Verhaltensexperimente* durchgeführt, um die übergeneralisierten Überzeugungen zu überprüfen. Die Schritte sind unten zusammengefasst. Allgemein ist es wichtig, die Situation und die Vorhersage der Patient:innen konkret festzuhalten und zu vereinbaren, kein Sicherheitsverhalten zu benutzen (z. B. nicht die Straßenseite wechseln oder weglaufen, nicht das Gesicht verstecken, keine Waffe mitnehmen). Weiterhin ist es bei der PTBS sehr wichtig, dass Patient:innen während des Verhaltensexperiments die „Damals versus Jetzt“-Technik zur Diskrimination von Auslösern des ungewollten Wiedererlebens einsetzen (vgl. Kapitel 4.6), da dies sonst den fälschlichen Eindruck von objektiver Gefahr erweckt.

Bei Verhaltensexperimenten Technik der „Damals versus Jetzt“-Diskrimination für Auslöser des ungewollten Wiedererlebens einsetzen

> **Fallbeispiel: Anna (Forts.)**
>
> So hatte Anna berichtet, dass viele Männer in ihrer Wohngegend gefährlich wirkten und ähnlich wie der Täter aussahen. Anna hatte anhand von Bildern und Videos von Männern mit ähnlichem ethnischem Hintergrund wie der Täter die Diskriminationstechnik geübt. Während der Übungen zu dieser Technik ging die Therapeutin mit Anna eine Straße entlang und Anna wurde ängstlich, als ihnen ein Mann entgegenkam. Sie sagte, er sehe dem Täter ähnlich. Die Therapeutin leitete sie an, genauer hinzusehen und Unterschiede zu finden (wie typisch bei PTBS hatte Anna schnell weggeschaut) – und Anna war überrascht, dass der Mann gar nicht sehr ähnlich aussah.

Es empfiehlt sich, Patient:innen bei den ersten Verhaltensexperimenten zu begleiten, da wertvolle Beobachtungen über Sicherheitsverhalten oder Auslöser des ungewollten Wiedererlebens gemacht werden können, die für die weitere Therapieplanung sehr hilfreich sind. Bei der Besprechung der Verhaltensexperimente liegt der Schwerpunkt auf der Feststellung, ob die erwartete Katastrophe eingetreten ist (und nicht auf der Frage, wie ängstlich die Patientin war).

Begleitung bei ersten Verhaltensexperimenten sehr hilfreich für weitere Therapieplanung

Schritte für Verhaltensexperimente

- Situation konkret festlegen (z. B. allein das Haus verlassen).
- Konkrete katastrophisierende Vorhersage ableiten (z. B. „Ich werde wieder angegriffen“).
- Einschätzen, wie wahrscheinlich es ist, dass die Katastrophe eintritt (0–100 %).
- Festlegen, wie festgestellt wird, ob die Katastrophe eingetreten ist (z. B. „Ich werde angeschrien und geschlagen“).
- Verhalten während des Experiments besprechen.
- *Wichtig:* Kein Sicherheitsverhalten (z. B. nicht die Straßenseite wechseln, wenn einem Männer entgegenkommen).
- Einsatz der Technik der „Damals versus Jetzt“-Diskrimination (z. B. schauen, inwiefern Männer anders aussehen als der Täter).
- Experiment durchführen.
- Besprechung danach: Feststellen, ob Katastrophe eingetreten ist; prüfen, ob es gelang, Sicherheitsverhalten aufzugeben und Diskriminationstechnik einzusetzen.
- Was hat die Patientin daraus gelernt? Neue Sichtweise entwickeln.
- Neue Einschätzung vornehmen, wie wahrscheinlich es ist, dass die Katastrophe eintritt.
- Welche Zweifel bleiben bestehen?
- Das nächste Experiment planen, um Übergeneralisierung der Gefahr weiter zu reduzieren, Zweifel auszuräumen oder Sicherheitsverhalten weiter zu reduzieren.

4.8.3 Verantwortlichkeit und Verurteilung durch andere – Schuld- und Schamgefühle

Rückschaufehler und Ausblenden anderer Ursachen für das Trauma typisch bei Schuld- und Schamgefühlen

Viele Patient:innen haben Schuldgefühle, weil sie nicht in der Lage waren, das Trauma zu verhindern oder seinen Verlauf zu beeinflussen. Oder sie haben starke Schamgefühle, weil sie unter dem Druck der Situation oder der Täter:innen etwas getan oder erlebt haben, was ihnen als völlig inakzeptabel erscheint. Viele interpretieren *im Nachhinein* einige Entscheidungen, die sie vor oder während des Traumas trafen, als falsch und fühlen sich daher für das traumatische Ereignis verantwortlich (Rückschaufehler). Andere halten ihr eigenes Leid im Vergleich zu dem anderer (insbesondere Verstorbener) für minimal und fühlen sich schuldig, weil sie meinen, einen günstigeren Ausgang des Ereignisses nicht verdient zu haben, oder weil sie ihre eigene Reaktion (die PTBS-Symptome) für nicht gerechtfertigt halten. Andere, die mitverantwortlich für das traumatische Ereignis waren, halten sich für die Hauptschuldigen. Die Belege, die ein Patient für seine Verantwortlichkeit hat, werden ausführlich diskutiert, um eine neue Perspektive zu erreichen. Hier geht es um typische kognitive Verzerrungen, die zu der engen Fokussierung der Schuldfrage auf die eigene Person führen (vgl. Kasten).

Typische kognitive Verzerrungen bei Schuld- und Schamgefühlen

- Rückschaufehler: Beurteilung der eigenen Verantwortlichkeit aufgrund von Informationen, die vorher oder während des Ereignisses nicht verfügbar waren.
- Übertriebene Wahrnehmung, für das Ereignis verantwortlich zu sein, selektive Auslassung anderer Aspekte, die das Trauma mitbedingten.
- Übertriebenes Verantwortungsgefühl für Handlungen anderer.
- Unterschiedliche Standards: Strengere Maßstäbe für das eigene Verhalten als für andere Menschen.
- Überzeugung, das eigene Verhalten sei nicht gerechtfertigt gewesen, selektive Auslassung von Gründen, die dazu führten.
- Übertriebene Bewertung des eigenen Verhaltens als falsch.
- Emotionale Schlussfolgerung: „Ich fühle mich schuldig, also muss ich schuldig sein".

Rekonstruktion des Ablaufs des Ereignisses kann wichtige Hinweise zur Umbewertung der eigenen Verantwortlichkeit liefern

Während des imaginativen Nacherlebens des Traumas können teilweise bisher nicht berücksichtigte Aspekte des Vorgangs erinnert werden, die direkt zu einer Umbewertung der Verantwortlichkeit und Reduktion der Schuldgefühle führen.

Fallbeispiel: Sophie

Sophie, die vergewaltigt worden war, erinnerte sich während des Nacherlebens daran, dass der Täter sie mit einem Messer bedroht hatte. Sie hatte sich zuvor schwere Vorwürfe gemacht, nicht viel Widerstand geleistet zu haben und die Anweisungen des Täters befolgt zu haben. Sie meinte, letztlich sei es ihre Schuld, dass es zur Vergewaltigung gekommen sei, da der Täter bei stärkerer Gegenwehr von ihr gelassen hätte. Nachdem sie sich an das Messer erinnert hatte, erschien ihr ihr eigenes Verhalten akzeptabel und die Schuldgefühle nahmen ab.

Auch ein Besuch des Ortes, an dem das Trauma stattfand, kann oft hilfreich zur Rekonstruktion des Geschehens sein.

Fallbeispiel: Mark

Mark, ein Rettungssanitäter, machte sich starke Vorwürfe, nach einem Bombenattentat nicht rechtzeitig eingetroffen zu sein, um Verletzte zu retten. Er fuhr denselben Weg, den er nach dem Notruf damals genommen hatte, und konnte so nachvollziehen, dass dies bei den gegebenen Entfernungen und Straßenverhältnissen nicht möglich war.

Direkte Diskussion der Verantwortlichkeit im sokratischen Dialog oft notwendig

Meist jedoch ist eine direkte Diskussion der Verantwortlichkeit für das Ereignis bzw. dessen Ausgang und der Hinweise, die Patient:innen für ihre eigene Verantwortlichkeit haben, notwendig. Hier geht es darum, die Patient:innen in der Entdeckung und Berücksichtigung anderer Faktoren, die zum Ereignis geführt hatten, zu leiten und ihren eigenen Zustand zu berücksichtigen. Einige nützliche Fragen für den sokratischen Dialog bei *Schuld- und Schamgefühlen* sind im Folgenden aufgeführt:

Sokratische Fragen bei Schuld- und Schamgefühlen

- Gibt es andere Erklärungen?
- Wer sonst war daran beteiligt?
- Was würde Ihre Freundin denken: Wieviel Einfluss hatten Sie darauf, was passieren würde?
- Wie erschienen Ihnen die Dinge *damals während des Traumas*?
- Was war *damals während des Traumas* Ihr Grund, sich so zu verhalten?
- Wie hätten Sie wissen können, was passieren würde?
- Wieviel Zeit hatten Sie, genau zu überlegen und zu entscheiden, wie Sie sich am besten verhalten sollten?
- In welchem seelischen und körperlichen Zustand befanden Sie sich *damals während des Traumas*?
- Was haben Sie getan, was hilfreich war bzw. den Ausgang positiv beeinflusste?
- Wenn dies jemand anderem passiert wäre, was hätten Sie mehr von ihm erwartet? Wie würden Sie sein Verhalten erklären? Abgesehen von Ihren Gefühlen, was sollte man noch berücksichtigen, wenn man beurteilt, wie Sie sich verhalten haben?

Nützliche Fragen für den sokratischen Dialog bei Gewalttaten sind z. B.:

- Wieviel Einfluss hatten Sie auf das Verhalten des Täters?
- Was hätte der Täter gemacht, wenn Sie ___ getan/nicht getan hätten?
- War das Verhalten des Täters wegen Ihres Verhaltens/Ihrer Reaktion weniger Unrecht?
- Kann es sein, dass Ihre Reaktion den Ausgang der Situation zum Guten beeinflusst hat?
- Welches Ziel hat der Täter mit seinen demütigenden Äußerungen verfolgt?
- War der Täter ein besonders guter Menschenkenner? Hätten Sie seinem Urteil über andere Menschen getraut?

Ein Frageschema zur Demonstration, dass die Schuldgefühle auf dem *Rückschaufehler* beruhen, d. h., dass den Patient:innen bei ihren Entscheidungen nicht bekannt war, was passieren würde, ist ebenfalls für viele Patient:innen sehr hilfreich. Fragen zur Demonstration der nachträglichen Interpretation von Verhalten sind:

Sokratische Fragen zum Rückschaufehler

- Wann haben Sie zuerst erfahren, was passieren würde?
- Wussten Sie zu dem Zeitpunkt, an dem Sie diese Entscheidung trafen, was passieren würde?
- Was hätten Sie getan, wenn Sie gewusst hätten, was passieren würde?
- Was war der Hauptgrund, weswegen Sie sich so und nicht anders verhalten haben?

Daraus ergibt sich als Antwort: „Weil ich nicht wissen konnte, was passieren würde."

Tortendiagramme zur Zusammenfasssung der Diskussion zur eigenen Verantwortlichkeit bei Schuld- und Schamgefühlen

Eine nützliche Methode zur Zusammenfassung der Diskussion bei Schuld- und Schamgefühlen sind *Tortendiagramme.* Der Patient wird zunächst gebeten einzuschätzen, wie groß sein Anteil daran war, dass es zum Ereignis/zum schlimmen Ausgang des Ereignisses kam (in %). Hier werden im Allgemeinen hohe Zahlen zwischen 50 und 100 % genannt. Dann wird eine Liste der Ursachen angelegt und der Patient wird aufgefordert, andere beteiligte Faktoren zu nennen. Danach bittet der Therapeut den Patienten, den jeweiligen Ursachen Prozentwerte der Verantwortlichkeit zuzuweisen, und trägt jeweils ein entsprechendes „Stück" der Torte in das Diagramm ein. Hier ist es wichtig, mit den anderen Ursachen anzufangen und am Schluss den Anteil des Patienten einzutragen. Hier kommt man dann schnell auf einen Gesamtwert von über 100 %. Das Tortendiagramm wird dann entsprechend überarbeitet (vgl. Beispiel in Abbildung 3).

Fallbeispiel: Stefan

Mit Stefan, der einen jungen Mann mit seinem Müllwagen überfahren hatte, wurden die in Abbildung 3 dargestellten Tortendiagramme erarbeitet. Der junge Mann war direkt vor den Müllwagen gesprungen und hatte seinen Eltern einen Abschiedsbrief hinterlassen. Stefan hatte starke Schuldgefühle und meinte, er habe nicht rechtzeitig reagiert. Er schätzte seine Verantwortung für den Tod des jungen Mannes bei 50 % ein. Nach der Diskussion anderer Faktoren wie der im Brief geäußerten Selbsttötungsabsicht, den Sicht- und Wetterverhältnissen und der Länge des benötigten Bremsweges sank seine Einschätzung auf 2.5 %.

Weiterhin ist es bei der Diskussion der Tortendiagramme sinnvoll zu fragen:

Wie wäre es, wenn Ihrem Sohn (Ihrer Frau, einem Freund ...) dieses Ereignis zugestoßen wäre, wenn alle Umstände gleich gewesen wären, was meinen Sie, wie groß wäre von allen Ursachen der Anteil Ihres Sohnes gewesen?

Wenn deutlich andere Prozenteinschätzungen für andere Personen abgegeben werden, deutet dies auf zweierlei Maßstäbe hin, die dann ihrerseits diskutiert werden (z. B. „Was ist das Besondere an Ihnen? Warum sollten Sie weniger Fehler machen als andere Menschen?").

Opfer von Gewalttaten schämen sich teilweise dafür, dass sie mit dem Täter kooperierten bzw. wenig Widerstand leisteten (siehe auch das obige Beispiel von Sophie). Hier kann es nützlich sein, im Gespräch genau durchzugehen, welche Anhaltspunkte es dafür gab, dass der Täter bei Widerstand von den Patient:innen abgelassen und seine Drohungen nicht wahr gemacht hätte. Auch werden Anhaltspunkte dafür gesucht, dass das Verhalten der Patient:innen den Ausgang der Gewalttat günstig beeinflusst

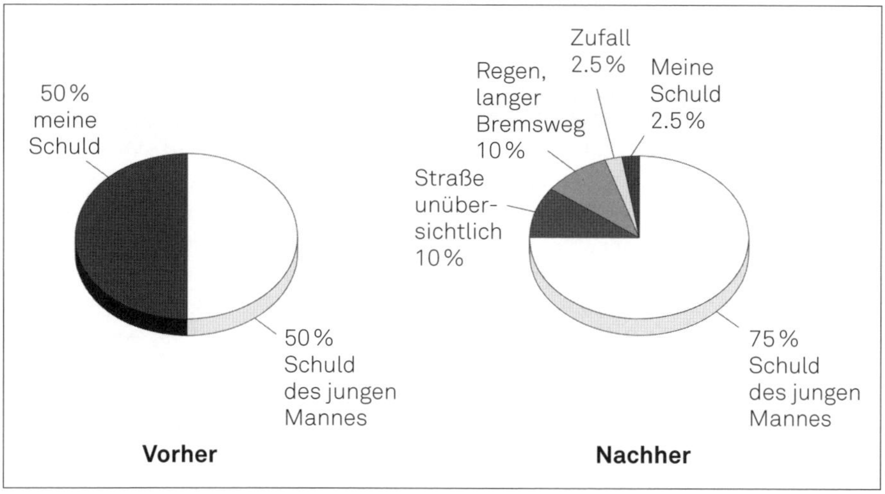

Abbildung 3: Tortendiagramm zur Illustration der Ursachen, die dazu führten, dass ein Patient einen jungen Mann überfuhr

hat. Der letztere Punkt ist auch bei Vergewaltigungsopfern von Bedeutung, die sich schämen, weil sie gegen ihren Willen sexuell erregt wurden. Hier gilt es zunächst, diese Reaktion als Reflex des Körpers auf die Stimulation zu normalisieren. Die Diskussion der Reaktion des Täters auf die sexuelle Erregung der Patient:innen kann so zu der Erkenntnis führen, dass diese eventuell dazu beitrug, dass der Täter schließlich von ihnen abließ und sie nicht noch zusätzlich körperlich verletzte oder sogar tötete.

Verhalten der Täter:innen ist Unrecht, unabhängig von Gefühlen und Reaktionen des Opfers

Patient:innen, die von Partner:innen oder einer nahestehenden Person vergewaltigt, missbraucht oder körperlich misshandelt wurden, halten sich teilweise für mitschuldig und schämen sich, weil sie den Täter:innen gegenüber auch positive Gefühle hatten und sich nach deren Zuwendung sehnten. Hier gilt es zu erarbeiten, dass die traumatisierenden sexuellen Handlungen nicht erwünscht und deswegen unrecht waren. Auch tragen demütigende und manipulative Äußerungen der Täter:innen zu Scham- und Schuldgefühlen bei (z. B. „Du hast das verdient“, „Du bist eine Hure“, „Du bist eklig“, „Andere Menschen verachten dich“). Es gelingt den Opfern während des traumatischen Erlebnisses nicht, zu erkennen, dass diese Äußerungen Anzeichen der Pathologie der Täter:innen sind und dass sie gezielt zur Demütigung des Opfers eingesetzt wurden und nicht der Wahrheit entsprechen. Diese Differenzierung muss im therapeutischen Gespräch sozusagen nachgeholt werden. Dies ist in besonderem Maße der Fall, wenn das Trauma in der Kindheit geschah und die Täter:innen Vertrauenspersonen waren. Hier ist es wichtig, dass Therapeut:innen ganz klar deutlich machen, dass das Verhalten der Täter:innen unter keinen Umständen gerechtfertigt werden kann und es nichts darüber aussagt, ob die Patient:innen wertvolle Menschen sind. Sie haben gegen die Menschenrechte der Patient:innen verstoßen. Jedwede Form einer grausamen, unmenschlichen oder erniedrigenden Behandlung oder Strafe ist nach der Menschenrechtserklärung der Vereinten Nationen verboten (https://www.menschenrechtserklaerung.de). Nach der UN-Konvention für Kinderrechte müssen Kinder vor sexuellem Missbrauch, anderer Ausbeutung und Einziehung zu Streitkräften geschützt werden https://www.kinderrechte.de/kinderrechte/un-kinderrechtskonvention-im-wortlaut/).

Umfragen bei Schamgefühlen

Schamgefühle hängen mit einem niedrigen Selbstwert (z. B. „Das Trauma zeigt, dass ich minderwertig bin", „Ich verdiene es, schlecht behandelt zu werden") und Erwartungen zusammen, dass andere Menschen einen verachten oder zurückweisen würden, wenn sie vom Trauma wüssten. Zur Überprüfung dieser Überzeugungen bieten sich Umfragen an, die von Therapeutin und Patientin gemeinsam formuliert werden, und dann von der Therapeutin an geeignete Personen mit der Bitte um Antworten verteilt werden. Die Antworten werden dann der Patientin gezeigt und zusammen besprochen. Die Schlussfolgerungen werden dann zur Aktualisierung von Hotspots verwendet (vgl. das Fallbeispiel Carmen auf Seite 52f.). Die Umfragen bestehen aus einer kurzen Beschreibung der Situation gefolgt von einer allgemeinen Frage zu der Situation, spezifischen Fragen zur Überprüfung der Erwartungen der Patient:innen, einer Frage, was die Befragten über die Täter:innen denken, und Fragen, die das Mitgefühl der Befragten zeigen können. Ein Beispiel findet sich im Kasten.

Beispiel für eine Umfrage bei Schamgefühlen nach sexuellem Kindesmissbrauch

Der Vater kam öfter abends ins Bett seiner Tochter, als sie zwischen 8 und 10 Jahre alt war. Er sagte, wie sehr er sie lieb habe und berührte sie an intimen Stellen. Er verlangte das auch von ihr, um ihm zu zeigen, dass sie ihn auch lieb habe. Es war ihr unangenehm, aber sie tat, was er verlangte. Jeden Abend hatte sie Angst, dass der Vater wiederkommen würde, und konnte schlecht schlafen.

- Was denken Sie über die Erfahrungen der Tochter?
- Denken Sie, dass sie verdorben ist (von 0 % = „gar nicht" bis 100 % = „vollkommen"). Bitte geben Sie einen kurzen Kommentar zu Ihrer Antwort.
- Finden Sie sie ekelhaft (von 0 % = „gar nicht" bis 100 % = „vollkommen"). Bitte geben Sie einen kurzen Kommentar zu Ihrer Antwort.
- Denken Sie, dass niemand die Tochter jemals mehr lieben kann (von 0 % = „gar nicht" bis 100 % = „vollkommen"). Bitte geben Sie einen kurzen Kommentar zu Ihrer Antwort.
- Was denken Sie über den Vater?
- Was würden Sie zu der Tochter sagen, wenn Sie sie kennen würden?
- Wie würden Sie reagieren, wenn eine Freundin Ihnen erzählen würde, dass ihr das passiert ist?
- Würden Sie nicht mehr mit ihr befreundet sein wollen? Und warum?

Bei Personen, die einen *großen Teil der Schuld* an dem Ereignis tragen, muss das therapeutische Vorgehen entsprechend abgewandelt werden. Auch hier sind Tortendiagramme nützlich, um andere Faktoren, die zu dem Ereignis und dem eigenen Verhalten beitrugen, stärker ins Bewusstsein zu rücken (z. B. Müdigkeit, starke Belastungen, Arbeitsbedingungen, Anordnungen von Vorgesetzten, Verhalten anderer Personen, äußere Umstände, Zufall). Weiterhin liegt ein Schwerpunkt der kognitiven Arbeit darauf, mögliche Übergeneralisierungen (z. B. „Ich verdiene nicht, weiterzuleben", „Ich bin ein schlechter Mensch") oder Erwartungen über soziale Konsequenzen (z. B. „Andere sehen mir an, dass ich etwas Schreckliches getan habe") umzustrukturieren.

Bei objektiver Verantwortung an Übergeneralisierungen arbeiten

4.8.4 Übermäßige Beschäftigung mit Ungerechtigkeit – Ärger

Bei manchen Patient:innen mit PTBS steht im Vordergrund der Symptomatik starker Ärger darüber, dass ihnen von anderen Leid angetan wurde oder dass sie im Vergleich zu den anderen am traumatischen Erlebnis Beteiligten schwerwiegendere Folgen zu verkraften haben. Sie grübeln ständig über die Ungerechtigkeit oder eventuell sogar über Rachepläne nach und können das Ereignis und seine Folgen nicht akzeptieren. Eine Übersicht über die Behandlungsschritte, die in diesem Fall zu empfehlen sind, findet sich im folgenden Kasten. Die einzelnen Schritte werden dann im Folgenden näher erläutert.

Übermäßige Beschäftigung mit Ungerechtigkeit: Vorgehen bei starkem Ärger

- Empathie, Normalisierung, Zuhören
- Explorieren: Worüber bin ich ärgerlich?
- Falls Ärger über aktuelle Frustration: Problemlösen, Bewältigungsstrategien suchen
- Falls Ärger über Verursacher des Traumas oder andere Menschen: Kognitive Umstrukturierung von evtl. Verzerrungen und Kosten-Nutzen-Analyse („Wem schadet der Ärger?")
- Grübeln reduzieren
- Wenn nötig, Maßnahmen zur Ärgerkontrolle

Empathie deutlich zeigen und verständnisvoll zuhören, worüber Patient:in weiterhin ärgerlich ist

Empathie, Verständnis und Zuhören. Bei Patient:innen mit starkem Ärger ist zunächst besonders wichtig, deutlich *Empathie* zu zeigen. Es ist entscheidend, dass Patient:innen wahrnehmen, dass ihre Therapeut:innen auf ihrer Seite sind, ansonsten können Versuche der kognitiven Umstrukturierung als Versuch verstanden werden, die empfundene Ungerechtigkeit kleinzureden oder die Täter:innen zu entschuldigen. Patient:innen haben die Erfahrung gemacht, dass andere ihren Erfahrungsberichten nicht lange zuhören oder dass Beschwerden ignoriert wurden. Insofern ist es wichtig, dass Therapeut:innen sich Zeit nehmen, genau zuzuhören, was passiert ist und worüber die Patient:innen weiterhin so ärgerlich sind.

Worüber bin ich ärgerlich? Hier gibt es zwei Möglichkeiten. Teilweise (seltener) resultiert der Ärger eher aus aktueller Frustration durch Traumafolgen als aus dem Trauma selbst, z. B. in Zusammenhang mit den körperlichen Folgeerscheinungen des Traumas. In diesem Fall ist es das Ziel, Wege zu finden, wie Patient:innen besser mit der Ursache der Frustration zurechtkommen. Problemlösen und die Vermittlung von Bewältigungsstrategien können hier nützlich sein.

Behutsame Umstrukturierung von verzerrten Wahrnehmungen und Übergeneralisierung; Kosten-Nutzen-Analyse zum Grübeln über Ungerechtigkeit

Meist steht jedoch Ärger auf die Verursacher des Traumas oder auf Reaktionen anderer Menschen während des Traumas oder danach im Mittelpunkt. Die Behandlung setzt hier an eventuellen Verzerrungen in der Wahrnehmung, Übergeneralisierungen und an der Kosten-Nutzen-Analyse der andauernden übermäßigen Beschäftigung mit der Ungerechtigkeit des Traumas und seiner Folgen an.

Kognitive Umstrukturierung. Teilweise kommt es zu spontanen Umstrukturierungen im Rahmen des imaginativen Nacherlebens oder der Traumaschilderung, wenn Patient:innen Dinge erinnern, die sie bisher vergessen hatten, oder sie spontan die Perspektive der anderen Person einnehmen. Dies kommt jedoch relativ selten vor, und direkte Interventionen zur Umstrukturierung sind daher notwendig.

Nutzen von Grübeln und Rachegedanken hinterfragen

Die Diskussion zwischen Therapeut:innen und Patient:innen sollte auf die Erkenntnis abzielen, dass das übermäßige Grübeln über die Ungerechtigkeit oder Rachepläne in erster Linie nicht den Verursacher:innen, sondern den Patient:innen selbst schaden. Dazu wird eine Kosten-Nutzen-Analyse vorgenommen (Welchen Nutzen erwartet der Patient? Ist das bisher eingetreten? Was sind die Kosten für ihn? Was würde passieren, wenn er aufhören würde, darüber nachzugrübeln?). Falls relevant, wird überlegt, welche Folgen die Umsetzung der Rachepläne für die Patient:innen haben würden. Überzeugungen wie „Wenn ich aufhöre, ärgerlich zu sein, sind die Täter davongekommen“ werden vorsichtig umstrukturiert.

Das genaue Vorgehen bei Ärger auf den Verursacher des Traumas oder andere Menschen hängt davon ab, ob den Patient:innen absichtlich oder grob fahrlässig Leid zugefügt wurde. Falls dies nicht der Fall war, zielt die kognitive Umstrukturierung darauf ab, die folgenden Aspekte in der Interpretation des Traumas stärker zu berücksichtigen:

Kognitive Umstrukturierung bei Ärger nach Unfällen ohne grobe Fahrlässigkeit

- Wahrnehmung der Perspektive des anderen Menschen: Die andere Person hat einen Fehler gemacht, es war keine *Absicht* (nützliche Fragen: „Warum, meinen Sie, hat X das gemacht?“, „Wie, meinen Sie, hat X sich gefühlt, als das passiert ist?“).
- Es ist menschlich, Fehler zu machen, niemand macht *immer* alles richtig („Ich habe auch schon Fehler gemacht“, „Ich bin auch manchmal unkonzentriert“).
- Der Zufall spielte eine große Rolle dabei, dass es zu dem Ereignis kam („Ich war am falschen Ort zur falschen Zeit“).
- Es gibt keine absolute Gerechtigkeit, manchmal trifft Unglück auch die „Guten“ („Diesmal traf mich das Unglück, obwohl ich alles richtig gemacht habe, ein anderes Mal könnte es anders sein“).

Falls *grobe Fahrlässigkeit* des anderen Menschen eine Rolle spielte, liegt der Schwerpunkt der Umstrukturierung darauf, zu erkennen, dass Rachepläne nicht dazu führen werden, dass der andere sein Verhalten ändert, und dass die Ausführung der Rachepläne letztlich dem Patienten schaden würde. Auch liegen teilweise Verzerrungen hinsichtlich des Ausmaßes der Fahrlässigkeit vor, die vorsichtig infrage gestellt werden können. Tortendiagramme können ebenfalls nützlich sein. Schließlich suchen Therapeut und Patient nach alternativen Handlungen, die eine größere Aussicht auf Erfolg in der Verhinderung weiteren fahrlässigen Verhaltens haben würden.

Auch bei absichtlich angetaner Gewalt nicht in Ärger verharren

Bei Patient:innen, denen absichtlich von anderen Gewalt angetan wurde, wird es von vielen Therapeut:innen als wünschenswert angesehen, Ärger zu empfinden und auszudrücken. Hier ist Vorsicht geboten. Einerseits ist das Erleben von Ärger und der damit verbundene Wunsch, den Täter:innen möge es ebenso schlecht wie einem selbst gehen, sicherlich ein wichtiger Schritt bei Patient:innen, die sich selbst für die Tat oder deren Ausgang verantwortlich fühlen oder starke Scham empfinden. Das Erkennen, dass der Täter der Verantwortliche war, und der damit verbundene Ärger sind hier Zeichen einer erfolgreichen Umstrukturierung. Doch sollte die Therapie hier nicht stehen bleiben, denn auch die Wut und die damit verbundenen Kognitionen sollten zum Teil der *Vergangenheit* werden. Eine übermäßige Beschäftigung mit ärgerauslösenden Kognitionen und Racheplänen ist auch für Opfer von Gewalttaten destruktiv, da sie verhindern, dass Patient:innen mit dem Trauma abschließen. Das Vorgehen bei der Umstrukturierung entspricht jenem bei Unfällen mit grober Fahrlässigkeit. Auch hier werden alternative Möglichkeiten gesucht, den Ärger auszudrücken. So kann es sinnvoll sein, Patient:innen bei der Strafverfolgung der Täter:innen zu unterstützen. Viele Betroffene empfinden es als hilfreich, einen Brief an den Täter zu schreiben (der im Allgemeinen nicht abgeschickt wird), in dem sie ausdrücken, was er ihnen angetan hat. Der bewusste Entschluss, mit diesem Brief das Thema abzuschließen und dem Täter nicht länger Kontrolle über das eigene Leben zu erlauben, kann ebenfalls hilfreich sein.

„Ärgerbrief" als Mittel zum Ausdruck des Ärgers und bewusster Entschluss, mit dem Trauma abzuschließen

Falls es irgendwelche Anhaltspunkte dafür gibt, dass der Täter seine Tat bereut, kann es sinnvoll sein, dass sich der Patient vergegenwärtigt, wie sich der Täter fühlen muss. Wenn der Täter dazu bereit ist, sich beim Patienten zu entschuldigen, kann dies sehr hilfreich sein. Je nach Weltbild oder religiösem Hintergrund kann es sein, dass sich der Patient bewusst dazu entschließt, dem Täter zu vergeben.

Falls die Gewalttat von einer Person ausgeführt wurde, zu der eine Beziehung bestand, kann es hilfreich sein, die Geschichte der Beziehung chronologisch aufzuschreiben. Dies hilft, sowohl die Trauer über das Ende der vertrauensvollen Beziehung als auch Ärger und Unverständnis über die Tat zu verarbeiten. Peter, der von seiner Frau mit einem Messer schwer verletzt wurde, konnte auf diese Weise die ersten Anhaltspunkte ihrer psychischen Erkrankung rekonstruieren und erlebte danach die Tat weniger als gegen ihn persönlich gerichtet.

Bei Gewalttat durch eine Beziehungsperson Tat im Kontext der chronologischen Geschichte der Beziehung betrachten

Ärgerkontrolle. Ein Teil der Patient:innen mit PTBS hat in der Vergangenheit oder seit dem Trauma Hinweise auf mangelnde Ärgerkontrolle gezeigt (z. B. andere geschlagen, Dinge zerstört). In diesen Fällen werden konkrete Maßnahmen zur Ärgerkontrolle eingeleitet. Es ist nützlich, von drei Zonen hinsichtlich des Ausmaßes des Ärgers zu sprechen: Befindet sich ein Patient in der gelben Zone, kann er klar denken und ist relativ ruhig. In der orangen Zone ist er ärgerlich, aber er kann noch relativ klar denken und den Ärger noch kontrollieren. In der roten Zone jedoch denkt er nicht mehr klar und „sieht nur noch rot". Dann tut er Dinge, die ihn in Schwierigkeiten bringen und die er später bereut. Darum ist es wichtig, die orange Zone rechtzeitig zu erkennen und geeignete Maßnahmen einzuleiten, damit er nicht in die rote Zone kommt. Geeignete Maßnahmen werden individuell festgelegt (z. B. sich aus der Situation entfernen, sich körperlich betätigen, um Energie loszuwerden, oder ruhig atmen). Dies kann durch Entspannungstraining unterstützt werden. Sogenannte „Flashcards" mit Selbstinstruktionen (z. B. „Ich bleibe ruhig", „Der Ärger schadet nur mir selbst"), die Patient:innen bei sich führen und durchlesen, wenn sie in die orange Zone kommen, sind ebenfalls nützlich.

Bei Bedarf Maßnahmen zur Ärgerkontrolle einleiten

4.8.5 Umstrukturieren von grundlegenden negativen Überzeugungen über das Selbst und die Welt

Bei einigen Patient:innen stehen grundlegende Überzeugungen über Gefühlsausdruck, psychische Probleme oder das Annehmen von Hilfe dem Einlassen auf die Arbeit am Traumagedächtnis und der Exploration persönlicher Bedeutungen des Traumas im Weg.

Fallbeispiele

- Jacob empfand es als „Luxus", über seine Gefühle nachzudenken und zu sprechen, und meinte, das würde ihn nur zum Waschlappen machen. In seiner Familie herrschte das Motto, dass man Schwierigkeiten beim Schopf packen und mit dem Leben weitermachen müsse, statt sich mit Gefühlsduselei aufzuhalten.
- Nadine hielt es für inakzeptabel, selbst therapeutische Hilfe in Anspruch zu nehmen, weil sie die „starke Person" in ihrer Familie war, die für alle anderen da war, ihnen half und in der Vergangenheit mit den schwierigsten Situationen zurechtgekommen war.

Rigide Anwendung von Einstellungen und Regeln hinterfragen

Die kognitive Umstrukturierung zielt in solchen Fällen zunächst darauf ab, die problematischen Einstellungen bzw. Regeln zu identifizieren. Dann werden die Vorteile dieser Einstellungen bzw. Regeln besprochen. Anschließend werden deren Nachteile exploriert und die rigide Anwendung in allen Lebenslagen hinterfragt. Kann das Ziel (schwierige Lebenslagen zu überwinden) am besten erreicht werden, wenn man die Regel rigide befolgt? Es wird herausgearbeitet, dass die Regel zwar bei vielen Schwierigkeiten optimal ist, dass sie jedoch nicht dabei hilft, über ein traumatisches Erlebnis hinwegzukommen und das Gedächtnis für das Erlebnis zu ordnen.

Hier ist es nützlich, die Analogie eines Trauerfalles zu diskutieren (am besten am Beispiel einer Person, die der Patient verloren hat). Wie kommt man am besten über den Tod einer nahestehenden Person hinweg? Hilft es, die Gefühle zu unterdrücken und nicht mehr an die verstorbene Person zu denken? Falls die Regeln von den Eltern übernommen wurden, kann es sinnvoll sein zu fragen, ob die Eltern sonst alles richtig gemacht haben und der Patient bei der Erziehung seiner eigenen Kinder alles genauso machen würde. Zweierlei Maßstäbe für sich versus andere Personen müssen ebenfalls besprochen werden.

Eine andere nützliche Analogie ist, das konkrete Beispiel einer anderen Person zu besprechen, die starke Vorurteile hat. Anhand dieses Beispiels lassen sich die selektive Suche nach passenden Informationen und die Entkräftung aller Gegenargumente besprechen, ohne dass Patient:innen sich selbst angegriffen fühlen.

Bei niedrigem Selbstwert: Vorurteile gegenüber sich selbst hinterfragen

Auch bei Patient:innen, die seit vielen Jahren einen sehr niedrigen Selbstwert haben und überzeugt sind, sie seien schlechte Menschen oder nichts wert, kann diese Diskussion von Vorurteilen anderer Menschen ein erster Schritt sein, in Betracht zu ziehen, dass sie ein „Vorurteil gegen sich selbst" haben. So kann die Bereitschaft entstehen, weniger schwarz-weiß und stattdessen auch in Graustufen zu denken. So können sie sich auf mehreren Ebenen mit anderen Menschen vergleichen, die sie kennen, und feststellen, dass sie weniger schlecht abschneiden, als sie geglaubt hatten. Auch ist es sinnvoll, im Alltag ein Tagebuch über alle Anzeichen zu führen, dass sie ein wertvoller Mensch sind und von anderen anerkannt werden (z. B., wenn sie jemandem geholfen haben, jemand eine positive Bemerkung gemacht hat, sie angelächelt hat etc.). Diese Techniken bieten eine gute Vorbereitung für Verhaltensexperimente zur Überprüfung der übergeneralisierten negativen Bewertungen des Selbst (vgl. Kapitel 4.8.2).

4.9 Modifikation aufrechterhaltender Verhaltensweisen und kognitiver Strategien

Die meisten Patient:innen zeigen mehrere dysfunktionale Strategien, mit denen sie die wahrgenommene Bedrohung und ihre Symptome zu kontrollieren versuchen. Im Laufe der Therapie muss eine Veränderung all dieser Strategien erreicht werden. In anderen Kapiteln wurde bereits die Modifikation von Vermeidungsverhalten, Sicherheitsverhalten, Hypervigilanz (vgl. Kapitel 4.8.2), das Unterdrücken von Erinnerungen an das Trauma (vgl. Kapitel 4.2.3), dysfunktionale Strategien zum Umgang mit Schlafstörungen (vgl. Kapitel 4.4) und die Einnahme von Alkohol oder anderen Substanzen erwähnt (vgl. Kapitel 3.2).

Die meisten Patient:innen zeigen eine Vielfalt solcher Verhaltensweisen und Strategien. Manche haben diese schon so lange angewendet, dass sie eventuell gar nicht darüber berichten und diese erst bei *In-vivo*-Beobachtungen entdeckt werden.

Die Besprechung einer dysfunktionalen Verhaltensweise beginnt entweder mit einer experimentellen Demonstration ihrer Effekte, wie für die Gedankenunterdrückung (vgl. Kapitel 4.2.3) und Hypervigilanz (vgl. Kapitel 4.8.2) beschrieben, oder mit der Besprechung von Vor- und Nachteilen. Das Vorgehen wird im Folgenden am Beispiel Grübeln besprochen.

Unterschiede zwischen Grübeln und intrusivem Wiedererleben erklären

Vor- und Nachteile des Grübelns erarbeiten

Viele Patient:innen berichten, dass sie viel Zeit damit verbringen, über das Ereignis und seine Folgen nachzugrübeln. Die Therapeutin exploriert den Inhalt dieser Gedankengänge. Es stellt sich im Allgemeinen heraus, dass die Gedanken um Fragen der Vermeidbarkeit des Traumas kreisen, darum, wie das Leben ohne das Trauma wäre, welche Maßnahmen zur Vergeltung des Traumas durchgeführt werden können, oder um Befürchtungen, was in der Zukunft noch alles passieren wird. An dieser Stelle werden zunächst die Unterschiede zum intrusiven Wiedererleben erklärt. Auf die Frage, welche Vorteile das Grübeln bietet, erklären Patient:innen unter anderem, dass sie durch detaillierte Analysen des Geschehens versuchen möchten, weitere Traumata zu verhindern, dass sie Gerechtigkeit erreichen möchten, oder verhindern möchten, dass andere das Trauma vergessen. Andere Patient:innen beschreiben, dass sie einen inneren Drang zum Grübeln gespürt hätten sowie einen Drang weiterzugrübeln, wenn sie durch äußere Auslöser oder intrusives Wiedererleben einmal damit angefangen hätten. Anschließend können Nachteile des Grübelns erarbeitet werden, wie z. B., dass das Grübeln die Stimmung verschlechtert, dass die lange Dauer des Grübelns verhindert, dass anderen Aktivitäten nachgegangen wird und dass es bisher nicht zur Besserung geführt hat. In der Diskussion kommen Patient und Therapeut gemeinsam zu dem Schluss, dass solche „Was wäre, wenn ...“-Gedanken nicht helfen, das Erlebnis zu akzeptieren und zu verarbeiten, sondern dass solche Gedanken dem sogar im Wege stehen.

Strategien zur Reduktion des Grübelns vermitteln

Es wird besprochen, wie das Grübeln reduziert werden kann. Zum einen geht es darum, früh zu erkennen, dass man ins Grübeln kommt, weil es dann leichter unterbrochen werden kann. Die Patientin wählt einen persönlichen Namen wie „mein Grübelkarussell“ oder „mein Spaghetti-Denken“. Wenn die Patientin bemerkt, dass sie ins Grübeln kommt, nutzt sie diesen Namen als Zeichen für sich, damit sie das Grübeln unterbricht und eine andere Aktivität beginnt (z. B. Tee kochen, kurze sportliche Aktivität). In der Sitzung kann das geübt werden, wenn die Patientin bei einem Thema ins Grübeln kommt. Alternativ kann vereinbart werden, dass die Patientin das Grübeln aufschiebt und nur zu einer festgelegten Zeit an einem besonderen Platz („Sorgenstuhl“) über das Trauma nachdenkt und sich zu anderen Zeiten, wenn solche Gedanken auftauchen, sagt, dass sie später zur festgelegten Zeit darüber nachdenken wird. Patient:innen berichten, dass die „Sorgenstuhl-Intervention“ einen paradoxen Effekt hat, sodass sie gar nicht richtig grübeln können, wenn sie es sich vornehmen.

Situationen, in denen Grübeln häufig auftritt, werden identifiziert. Es handelt sich oft um Perioden von Inaktivität (z. B. stundenlang auf dem Sofa sitzen, ohne etwas zu tun). Es wird geplant, was die Patientin stattdessen machen wird, insbesondere Aktivitäten zum Wiedererobern oder Neuaufbau ihres Lebens. Die Therapeutin leitet sie an, sich beim Nachdenken statt nicht hilfreicher Grübelfragen wie „Warum hat es mich getroffen?“ oder „Womit habe ich das verdient?“ konkrete hilfreiche Fragen zu stellen wie „Wie kann ich wieder Arbeit finden?“ und „Welche Schritte muss ich dafür tun?“. Auch lernt die Patientin zwischen solchen Themen zu unterscheiden, bei denen es konkrete Schritte zur Lösung von Problemen gibt, und solchen, bei denen der Ausgang von ihr unabhängig ist (bei denen das Grübeln also nicht zur Problemlösung beiträgt). Sie plant im Folgenden konkrete Schritte zur Lösung der bewältigbaren Ziele und Probleme.

Selbstkritik reduzieren

Bei Patient:innen mit starker Tendenz zur Selbstkritik kann diese auch den perseverativen Charakter des Grübelns annehmen und den Alltag dominieren. Hier sind ähnliche Interventionen zum Unterbrechen der selbstkritischen Gedanken indiziert. Zusätzlich sind Interventionen zur Stärkung des Mitgefühls für das Selbst wie das Schreiben eines mitfühlenden Briefes an sich selbst und Aktivitäten zur Selbstpflege im Rahmen des Zurückeroberns bzw. Neuaufbaus des Lebens sinnvoll.

4.10 Beenden der Therapie und Rückfallprophylaxe

Zusammenfassung des Gelernten schriftlich festhalten

Das Ende der Therapie wird mit einer Zusammenfassung dessen vorbereitet, was die Patient:innen in der Therapie gelernt haben. Diese Zusammenfassung wird schriftlich festgehalten. Die Patient:innen werden aufgefordert, die Ausführungen zu Hause weiter zu ergänzen. Dabei sollen die folgenden Fragen beantwortet werden:

Fragen zum Ende der Therapie

1. *Wie haben sich Ihre Probleme entwickelt?*
   Es könnte hilfreich sein, darüber nachzudenken:
   - Was war Ihr Trauma?
   - Was dachten Sie damals darüber? Ihrer Meinung nach damals?
   - Wie haben Sie sich dabei gefühlt?
   - Fehlten Ihnen Informationen, die Sie jetzt kennen?
   - Haben Sie es vermieden, über das Trauma und die Ereignisse danach nachzudenken?

2. *Was hat Ihre Probleme in Gang gehalten?*
   Es könnte hilfreich sein, darüber nachzudenken:
   - Was hat Sie daran gehindert, die Erinnerung der verschiedenen Teile des Traumas zusammenzusetzen und als etwas Vergangenes zu sehen?
   - Haben Sie versucht, die Erinnerung an das, was passiert ist, aus Ihrem Kopf zu verdrängen?
   - Haben Sie über einen Moment immer wieder nachgedacht, ohne ihn mit Dingen zu verbinden, die Sie jetzt wissen?
   - Haben Sie Dinge, die an das Trauma erinnern, vermieden?
   - Haben Sie Dinge aufgegeben, die Ihnen vor dem Trauma Freude gemacht haben?

3. *Was haben Sie während der Behandlung gelernt, das geholfen hat?*
   Es könnte hilfreich sein, darüber nachzudenken:
   - Was haben Sie getan, um die Erinnerung an Ihr Trauma aus heutiger Sicht zu beurteilen und zu erleben?
   - Sind Sie Ihre Geschichte ausführlich durchgegangen?
   - Was haben Sie gelernt zu tun, wenn eine unerwünschte Erinnerung in den Sinn kommt?
   - Was haben Sie über Grübeln gelernt? Wie haben Sie dieses Denkmuster geändert?
   - Welche Experimente haben Sie durchgeführt, um mit Ihren Ängsten vor Situationen umzugehen, die sie an das Trauma erinnern?
   - Haben Sie den Ort besucht, an dem das Trauma passiert ist?
   - Was haben Sie getan, um Ihr Leben zurückzugewinnen bzw. wieder aufzubauen?

4. *Was waren Ihre am wenigsten hilfreichen Gedanken? Was sind Ihre hilfreichen Antworten/aktualisierten Gedanken?*
   Es könnte Ihnen helfen, darüber nachzudenken:
   - Was waren Ihre Hotspots und welche neuen Informationen haben Sie gefunden, um sie zu aktualisieren?
   - Welche Überzeugungen über sich wurden durch das Trauma verändert und was sind Ihre aktualisierten Überzeugungen?
   - Welche Überzeugungen über andere Menschen wurden durch das Trauma verändert und was sind Ihre aktualisierten Überzeugungen?
   - Welche Gedanken im Zusammenhang mit Schuld, Scham oder Wut hatten Sie und was sind Ihre aktualisierten Gedanken?

- Welche Gedanken hatten Sie darüber, dauerhaft zum Schlechten verändert zu sein, und was sind Ihre aktualisierten Gedanken? *[Stellen Sie Ihre ursprünglichen und aktualisierten Gedanken tabellarisch gegenüber]*

5. *Wie werden Sie weiterhin auf dem aufbauen, was Sie gelernt haben?*
   Es könnte Ihnen helfen, darüber nachzudenken:
   - Welche Pläne haben Sie gemacht, um weiterhin Fortschritte zu machen?
   - Mit welchen Hausaufgaben werden Sie fortfahren?
   - Welche Experimente müssen Sie weiterhin durchführen, um sich an das zu erinnern, was Sie gelernt haben?
   - Was planen Sie zu tun, um Ihr Leben weiter zurückzugewinnen bzw. wieder aufzubauen?

6. *Wie würden Sie in der Zukunft mit etwaigen Rückschlägen umgehen?*
   Menschen erleben manchmal vorübergehende Rückschläge, wenn sie Situationen erleben, die starke Erinnerungen an ihr Trauma auslösen. Dinge wie Jahrestage, Gerichtsverhandlungen, Menschen sehen, die an ihrem Trauma beteiligt waren, körperliche Krankheiten oder neue belastende Erfahrungen können für kurze Zeit Erinnerungen, Gefühle, Gedanken und körperliche Reaktionen zurückbringen.
   Es könnte Ihnen helfen, darüber nachzudenken:
   - Was haben Sie darüber gelernt, mit Auslösern Ihrer Traumaerinnerungen umzugehen?
   - Würden Sie es vermeiden, an das Trauma zu denken oder darüber zu sprechen?
   - Was würden Sie tun, wenn Sie merken, dass Sie über die schlimmsten Momente grübeln?
   - Könnten Sie bei Bedarf Hilfe suchen?

Es wird besprochen, dass bestimmte äußere Umstände dazu führen können, dass sich die Symptome vorübergehend verschlechtern. Dies ist jedoch kein Zeichen, dass alles umsonst war, sondern vielmehr eine gute Gelegenheit, die in der Therapie gelernten Strategien einzusetzen.

Insbesondere Patient:innen mit kPTBS gut auf Therapieende vorbereiten

Bei Patient:innen mit zwischenmenschlichen Problemen wie bei der $\text{kPTBS}_{\text{ICD-11}}$ sollte das Ende der Therapie und damit des Kontakts zu den Therapeut:innen rechtzeitig angekündigt werden. Da diese Patient:innen wenige vertrauensvolle Beziehungen haben, stellt dies einen Verlust für sie dar, der Kognitionen wie „Ich kann mich auf niemanden verlassen" wieder aktivieren kann. Dies sollte besprochen werden. Ein Schwerpunkt der geplanten Aktivitäten zum Neuaufbau des Lebens sollte hier auf Beziehungen mit anderen Menschen liegen.

Booster-Sitzungen hilfreich

Bis zu drei monatliche Booster-Sitzungen nach Abschluss der Therapie sind empfehlenswert, um den weiteren Verlauf der Symptome zu beobachten und eventuell verbleibende Probleme zu bearbeiten.

4.11 Wirkungsweise der Therapiemethoden

Die wirksamen Behandlungsverfahren zeigen Parallelen in den therapeutischen Methoden (Schnyder et al., 2016). Im Einklang mit Theorien, die der KVT mit Traumafokus zugrunde liegen, haben Studien gezeigt, dass die Veränderung in dysfunktionalen Gedanken zum Selbst, anderen Menschen und der Welt mit Symptomverbesserung sowohl in der Kognitiven Therapie als auch bei Expositionstherapie korreliert (Metaanalyse von Brown et al., 2019). Die Kognitionen wurden hierbei mit dem *Posttraumatic Cognitions Inventory* (PTCI; Foa et al., 1999; deutsche Version unter https://oxcadatresources.com/questionnaires-ptsd/) gemessen. Wie es für einen Wirkmechanismus zu erwarten ist, fanden Kleim et al. (2013), dass bei der Kognitiven Therapie für PTBS die kognitiven Veränderungen den Symptomveränderungen vorangingen (Autokorrelationen wurden hierbei kontrolliert), während umgekehrt die Symptomveränderungen die kognitiven Veränderungen nicht vorhersagten. Wiedemann et al. (2023) replizierten dieses Ergebnis und fanden darüber hinaus ähnliche Muster für die anderen Faktoren aus dem PTBS-Modell von Ehlers und Clark (2000): Eigenschaften des Traumagedächtnisses, Sicherheitsverhalten, Grübeln und der Gedankenunterdrückung. Veränderungen in den Mustern der Aktivität von neuronalen Netzwerken im Gehirn ergänzten diese Ergebnisse. Charquero-Ballester et al. (2022) analysierten fMRT-Scans, die vor und nach der Behandlung während einer Aufgabe aufgezeichnet wurden, die traumabezogene und neutrale Bilder umfasste. In Übereinstimmung mit dem Modell von Ehlers und Clark (2000) zeigte sich bei Menschen mit PTBS vor der Therapie, anders als bei traumatisierten und nicht traumatisierten Menschen ohne PTBS, eine kürzer dauernde Aktivität in zwei Unterkomponenten des Standardmodusnetzwerks, die mit der Erinnerungskontextualisierung und der Mentalisierung über das Selbst und andere Menschen verbunden sind. Nach erfolgreicher Kognitiver Therapie traten diese Unterschiede in der Gehirnaktivität nicht mehr auf.

4.12 Effektivität und Prognose

Empfohlen: KVT-Programme mit Traumafokus und EMDR

Sowohl in deutschen als auch in internationalen Behandlungsrichtlinien (NICE, 2018; ISTSS, 2019; Schäfer et al., 2019) werden verschiedene KVT-Programme mit Traumafokus und EMDR als Behandlung der Wahl empfohlen. Im Einzelnen werden die Prolongierte Exposition (Foa & Rothbaum, 1998), die Cognitive Processing Therapy (Resick & Schnicke, 1993), die Kognitive Therapie nach Ehlers und Clark (2000), die Narrative Expositionstherapie (Neuner et al., 2008; Schauer et al., 2012), Kombinationen aus expositionsbasierten und kognitiven Ansätzen und EMDR empfohlen. Diese Empfehlungen basieren auf systematischen Reviews und Metaanalysen, die große Effektstärken für diese Verfahren finden. Die Suche nach prognostischen Faktoren hat bisher keine zuverlässig replizierbaren Faktoren identifiziert. Allerdings fanden Metaanalysen teilweise weniger große Verbesserungen bei Kriegsveteran:innen als bei Zivilist:innen (z. B. Bisson et al., 2013).

Wirksamkeit der KVT mit Traumafokus

Für KVT mit Traumafokus (verschiedene Kombinationen von Expositionstherapie und kognitiven Verfahren) berichteten Bradley et al. (2005) eine mittlere Effektstärke von $d = 1.66$ für die Veränderung der PTBS-Symptome mit der Behandlung. KVT mit Traumafokus ist signifikant wirksamer als Placebo, Warten auf Behandlung oder non-direktive Therapie (Bisson et al., 2013; NICE, 2018). Bei den hohen Effektstärken ist jedoch zu beachten, dass viele der älteren Therapiestudien nur Daten für diejenigen Patient:innen berichten, die die Therapie zu Ende führten (*completer analysis*). So kommt es zu einer gewissen Überschätzung der Effekte in den Metaanalysen, da im Durchschnitt 23 % der Patient:innen in randomisierten klinischen Studien die KVT mit Traumafokus abbrachen (Bisson et al., 2013) und Therapieabbrecher geringere Besserungen aufweisen (Ehlers et al., 2013).

Wirksamkeit der Kognitiven Therapie für PTBS

Die Wirksamkeit des hier dargestellten Behandlungsansatzes, Kognitive Therapie für PTBS, wurde in mehreren randomisierten klinischen Studien (*efficacy* studies) und Effektivitätsstudien unter klinischen Routinebedingungen (*effectiveness* studies) bei Erwachsenen nachgewiesen (Ehlers et al., 2003; Ehlers et al., 2005; Ehlers et al., 2014; Ehlers et al., 2023; Ehlers, Wild, Stott et al., 2025), und zwar sowohl für chronische als auch für akute PTBS. Die randomisierten Studien fanden Intention-to-treat-Effektstärken um 2.5 für die Veränderung der PTBS-Symptome während der Behandlung (vgl. Tabelle 5). Die Effekte blieben in der Katamnese stabil. Die Erfolgsquote (definiert als Zahl der Patient:innen, die nach Behandlung nicht mehr die diagnostischen Kriterien für eine PTBS erfüllten) lag konsistent über 70 %. Dies galt für die Originalform mit wöchentlichen Therapiesitzungen, für ein Intensivprogramm mit täglichen Sitzungen über fünf bis sieben Arbeitstage (Ehlers et al., 2014) und für von Therapeut:innen begleitete Therapiemodule, die Patient:innen selbst bearbeiteten, entweder über ein Internetprogramm (Ehlers et al., 2023) oder als Word-Dokumente (Ehlers, Wild, Stott et al., 2025). Die Kognitive Therapie wurde sehr gut akzeptiert, es gab kaum Therapieabbrecher. Starke Verbesserungen zeigten sich auch in der Depressivität, Ängstlichkeit, Lebensqualität, Arbeitsfähigkeit und den sozialen Beziehungen. Ähnlich gute Ergebnisse fanden sich bei randomisierten klinischen Studien mit Kindern oder Jugendlichen (Smith et al., 2007; Meiser-Stedmann et al., 2016; Hitchcock et al., 2022)

Kohortenstudien mit Opfern der Bombenattentate in Omagh, Nordirland, und London replizierten diese Ergebnisse (Brewin, Fuchkan et al., 2010; Gillespie et al., 2002). Zu beachten ist auch, dass fast niemand eine Verschlechterung in der Symptomatik zeigte, ein niedrigerer Prozentsatz als beim Warten auf Behandlung (Ehlers et al., 2014). Dies zeigt, dass der Behandlungsansatz sicher und wirksam ist.

Drei weitere Studien untersuchten die Wirksamkeit der Kognitiven Therapie für PTBS in klinischen Routineeinrichtungen (Duffy et al., 2007; Ehlers et al., 2013; Ehlers, Wild, Warnock-Parkes et al., 2025). Hier wurde ein sehr breites Spektrum von Patient:innen behandelt. Viele hatten neben der PTBS schwerwiegende andere Probleme wie soziale Probleme, aktuelle realistische Bedrohung, sehr schwere Depressionen, Borderline-Persönlichkeitsstörungen oder viele traumatische Erlebnisse und Verluste. Therapeut:innen waren sowohl voll ausgebildete Therapeut:innen und Therapeut:innen in der Ausbildung. Die Effektivität der Behandlung blieb hoch, mit Intention-to-treat-Effektstärken von 1.71 und höher für die Veränderung der PTBS-Symptome während der Behandlung. Ungefähr 60 % der Behandelten hatten sich nach der Behandlung von der PTBS völlig erholt. Die Abbruchquoten waren etwas höher als in den randomisierten Studien, aber lagen weiterhin unter dem Durchschnitt bei randomisierten Studien von 23 % (Bisson et al., 2013). Kaum jemand verschlechterte sich mit der Behandlung.

Tabelle 5: Evaluationsstudien zur Kognitiven Therapie für PTBS bei erwachsenen Patient:innen

	Autor:innen	Art des Traumas	% an Therapieabbrecher:innen	Intention-to-treat-Effektstärke für PTBS-Symptome (PDS oder PCL-5)[a]	Intention-to-treat % an Patient:innen ohne PTBS nach Behandlung[b]	% an Patient:innen mit symptomatischer Verschlechterung (PDS oder PCL-5 bei Erwachsenen)
Randomisierte klinische Studien (efficacy studies)	Ehlers et al. (2003)	Akute PTBS nach Verkehrsunfällen	0	2.46	78.6	0
	Ehlers et al. (2005)	Chronische PTBS, verschiedene Traumata	0	2.82	71.4	0
	Ehlers et al. (2014)	Chronische PTBS, verschiedene Traumata	3.2	2.53	77.4	0
	Ehlers et al. (2014) *Intensiv*	Chronische PTBS, verschiedene Traumata	3.3	2.45	73.3	0
	Ehlers et al. (2023) *Internet-Version*	Chronische PTBS, verschiedene Traumata, auch Mehrfachtrauma	8.4	2.49	72.0	0
	Ehlers, Wild, Stott et al. (2025) *Blended Therapy*	Chronische PTBS, verschiedene Traumata	6.8	2.54	71.9	0

Tabelle 5: Fortsetzung

	Autor:innen	Art des Traumas	% an Therapie-abbrecher:innen	Intention-to-treat-Effektstärke für PTBS-Symptome (PDS oder PCL-5)[a]	Intention-to-treat % an Patient:innen ohne PTBS nach Behandlung[b]	% an Patient:innen mit symptomatischer Verschlechterung (PDS oder PCL-5 bei Erwachsenen)
Studien an konsekutiven Stichproben	Ehlers et al. (2005)	Chronische PTBS, verschiedene Traumata	5.0	2.81	85.0	0
	Gillespie et al. (2002)	Chronische PTBS nach Omagh Bombe	–	2.47	–	0
	Brewin, Fuchkan et al. (2010)	Chronische PTBS nach Terroranschlägen in London[c]	0	2.29	82.1	0
Effektivitätsstudien (effectiveness) ohne Ausschlusskriterien unter Routinebedingungen	Duffy et al. (2007)	Chronische PTBS, sehr verschiedene Traumata	20.0	1.85	63.0	1.8
	Ehlers et al. (2013)	Chronische PTBS, sehr verschiedene Traumata	13.9	1.88	57.3	1.2
	Ehlers, Wild, Warnock-Parkes et al. (2025)	Chronische PTBS, sehr verschiedene Traumata	16.0	1.71	59.7	1.2

Anmerkungen: PDS = Posttraumatic Diagnostic Scale; PCL-5 = PTSD Checklist DSM-5; [a] Cohens d bezogen auf Standardabweichung vor Therapie; [b] Keine PTBS nach strukturiertem Interview (SKID oder CAPS-5) bzw. klinisch signifikante Veränderung im Fragebogen, falls in der Studie kein Interview durchgeführt wurde (innerhalb von 2 Standardabweichung der nicht klinischen Population); „–“ = nicht berichtet; [c] Daten nur für Kognitive Therapie.

Wirksamkeit bei kPTBS$_{ICD\text{-}11}$. Es gibt bisher sehr wenige publizierte Therapiestudien, die spezifisch untersuchten, ob KVT mit Traumafokus bei Patient:innen mit PTBS$_{ICD\text{-}11}$ und kPTBS$_{ICD\text{-}11}$ unterschiedlich gut wirkt. Erste Studien zeigten, dass Patient:innen mit kPTBS$_{ICD\text{-}11}$ größere Änderungen in der Symptomatik zeigen als diejenigen mit PTBS$_{ICD\text{-}11}$ (Jensen et al., 2022; Ehlers et al., 2023) und dass sie am Ende der Therapie eine ähnlich niedrige Symptomatik zeigen. Der Vorteil von Kognitiver Therapie für PTBS gegenüber KVT-Stressmanagement war ebenfalls bei der Gruppe mit kPTBS$_{ICD\text{-}11}$ größer (Ehlers et al., 2023). Auch Studien zu Patient:innen mit sexuellem Kindesmissbrauch zeigten die Wirksamkeit von KVT mit Traumafokus und EMDR (Metaanalyse von Ehring et al., 2014). Wirksam waren sowohl Programme, die Trainings zur Verbesserung der Emotionsregulation und zwischenmenschlichen Beziehungen vor der Traumaarbeit durchführten (*Skillstraining zur affektiven und interpersonellen Regulation (STAIR)*; Cloitre et al., 2002, 2010; *Dialektisch-Behaviorale Therapie*; Steil et al., 2018; Bohus et al., 2020), als auch Programme ohne diese Zusatzkomponenten (Ehring et al., 2014; Darby et al., 2023; van Vliet et al., 2021). Weitere Forschung ist nötig, um die Frage zu beantworten, ob und bei welchen Patient:innen mit kPTBS$_{ICD\text{-}11}$ ein Zwei-Phasen-Ansatz aus Skills-Training und KVT mit Traumafokus zu besseren Erfolgen führt.

Wirksamkeit bei komplexer PTBS nach ICD-11

4.13 Varianten der Methoden

Varianten in der Struktur der Therapie. Die meisten der Therapiestudien boten eine Behandlung in ein oder zwei wöchentlichen Sitzungen an. Es gibt aber auch Belege für die Wirksamkeit von intensiven Behandlungen, bei denen die gleichen Interventionen in längeren täglichen Sitzungen (mit Pausen) über ein bis zwei Wochen durchgeführt werden (Ehlers et al., 2014; Hendriks et al., 2018; Kolthof et al., 2022). Die intensiven Behandlungen erreichen gleich gute Ergebnisse wie die wöchentliche Behandlung. Dies ist insbesondere für stationäre Einrichtungen von großem Interesse.

Ebenso gute Ergebnisse bei intensiverer kürzerer Behandlung

Weitere Studien zeigen, dass ein Teil der Behandlung durch schriftliche Therapiemodule abgedeckt werden kann, die entweder über das Internet (z.B. Knaevelsrud & Maercker, 2007; Ehlers et al., 2023) oder auf Ausdrucken (Ehlers, Wild, Stott et al., 2025) von den Patient:innen zu Hause bearbeitet werden und mit den Therapeut:innen besprochen werden. Es konnte trotz der verkürzten Kontaktzeit eine gute therapeutische Beziehung aufgebaut werden (Knaevelsrud & Maercker, 2007; Ehlers et al., 2023).

Gute Erfolge auch mit therapeutisch begleiteter internetbasierter Behandlung

Die Narrative Expositionstherapie, die für Flüchtlinge entwickelt wurde, wurde erfolgreich mit Laientherapeut:innen durchgeführt, z.B. in Flüchtlingslagern (Neuner et al., 2008).

Kombination mit medikamentöser Behandlung? Die verschiedenen Varianten der KVT mit Traumafokus und EMDR führen in der Mehrzahl der Fälle zu deutlichen Verbesserungen in der PTBS-Symptomatik oder zur Remission. Eine medikamentöse Behandlung ist weniger erfolgversprechend. Schäfer et al. (2019) kommen in der Leitlinie der Deutschsprachigen Gesellschaft für Psychotraumatologie zu dem Schluss:

Pharmakotherapie nicht als alleinige oder primäre Therapie bei PTBS empfohlen

> Eine Psychopharmakotherapie soll weder als alleinige noch als primäre Therapie der Posttraumatischen Belastungsstörung eingesetzt werden. [...] Falls nach einem informierten und

> partizipativen Entscheidungsprozess trotz der geringen Effekte eine Medikation bevorzugt wird, so sollte lediglich Sertralin, Paroxetin oder Venlafaxin [letztes im off-label use] angeboten werden. [...] Benzodiazepine sollen nicht eingesetzt werden. (S. 30)

Zur Kombination von psychologischen Behandlungen mit Traumafokus und Medikamenten liegen bisher nur wenige Daten vor; Schäfer et al. (2019) empfehlen daher systematische Untersuchungen. Allerdings nehmen viele Patient:innen bereits wirksame Medikamente ein (z. B. Selektive Serotonin-Wiederaufnahmehemmer [SSRI]), wenn sie sich in psychologische Behandlung begeben. Diese wurden teilweise für die PTBS und oft für komorbide depressive Symptome verschrieben. In diesen Fällen empfehlen wir, zunächst bei derselben Dosis zu bleiben und dann das Medikament gegen Ende der Behandlung auszuschleichen, wenn die Symptome deutlich reduziert sind. Patient:innen sollten daran erinnert werden, dass die Medikamente nicht abrupt abgesetzt werden, sondern unter ärztlicher Aufsicht langsam ausgeschlichen werden sollten.

4.14 Probleme bei der Durchführung

Die meisten Probleme bei der Durchführung der Behandlung wurden bereits angesprochen. In Tabelle 6 soll deswegen nur ein stichwortartiger Überblick zu Maßnahmen im Umgang mit diesen Problemen gegeben werden.

Tabelle 6: Mögliche Durchführungsprobleme und Maßnahmen, um die Probleme zu lösen

Problem	Maßnahmen
Patient:innen erscheinen unregelmäßig.	Oft Zeichen von Vermeidung, Schlafproblemen oder generellem Chaos im Leben; Verständnis zeigen; Termine eventuell für nachmittags abmachen; konkrete Vorhersagen besprechen und modifizieren, was passieren wird, wenn Patient:innen über Trauma sprechen; prüfen, ob sich Patient:innen nicht sicher fühlen (therapeutisches Setting, Verhalten der Therapeut:innen), und entsprechende Änderungen vornehmen; eventuell Problemlösen.
Patient:innen wollen nicht über das Trauma sprechen oder halten Emotionen zurück.	Konkrete Vorhersagen besprechen und modifizieren, was passieren wird, wenn Patient:innen sich das Trauma vorstellen und ihren Gefühlen freien Lauf lassen; Patient:innen Kontrolle über die Art der Traumaarbeit geben.
Patient:innen dissoziieren bei der Arbeit am Traumagedächtnis bzw. beim intrusiven Wiedererleben.	Reaktion normalisieren; Kontakt zum „Hier und Jetzt" steigern durch Bewegung oder Aufmerksamkeit auf sensorische Reize; Objekte, die positive Aspekte des „Hier und Jetzt" symbolisieren, festhalten oder betrachten; wahrgenommene Sicherheit der Umgebung steigern (z. B. Tür abschließen, bei Freunden sein); Aufnahme mit Selbstinstruktionen (z. B. „Ich bin jetzt in Sicherheit") anhören.

Tabelle 6: Fortsetzung

Problem	Maßnahmen
Patient:innen geben dysfunktionales Verhalten und kognitive Strategien nicht auf.	Vor- und Nachteile betrachten; konkrete Vorhersagen besprechen und modifizieren, was passieren wird, wenn Patient:innen das Verhalten aufgeben; eventuell zugrunde liegende generelle Einstellungen besprechen und modifizieren.
Die bedrohlichen Bedeutungen des Hotspots ändern sich nicht.	Prüfen, ob es sich um zwei verschiedene Hotspots handelt oder ob wichtige Bedeutungen übersehen wurden; Formulierungen oder Modalitäten benutzen, die im Zustand und der kognitiven Kapazität der Patient:innen während des Traumas verständlich sind; Dissoziation reduzieren (z. B. Patient:innen auffordern, in ihren Körper zu gehen und die Situation aus ihren eigenen Augen zu sehen); prüfen, ob im Hotspot evtl. Bedeutungen aus früheren Traumata repräsentiert sind, die zunächst geändert werden müssen; prüfen, ob Sicherheitsverhalten oder Grübeln die Traumaarbeit beeinträchtigte; zugrunde liegende generelle Einstellungen explorieren und modifizieren.
Patient:innen führen Hausaufgaben zum Zurückerobern bzw. Neuaufbau des Lebens nicht durch.	Konkrete Vorhersagen besprechen, was passieren wird, wenn Patient:innen Aktivität aufnehmen – und modifizieren; Problemlösen bei realen Problemen (z. B. finanzielle Probleme); Patient:innen zunächst begleiten; „Damals versus Jetzt"-Diskrimination einsetzen.
Patient:innen bekommen durch Wutausbrüche Probleme mit Familie, Beruf oder Polizei.	Maßnahmen zur Ärgerkontrolle einleiten; „Flashcards" mit Selbstinstruktionen; „Damals versus Jetzt"-Diskrimination üben.
Patient:innen haben finanzielle, gesundheitliche oder familiäre Probleme, die Fortschritte beeinträchtigen.	Problemlösen; eventuell direkte Intervention durch Therapeut:innen; Unterstützung ausfindig machen (z. B. gemeinnützige Stiftungen, Behörden).
Patient:innen erleben ein weiteres Trauma.	Bedeutungen des Traumas erarbeiten (Bestätigung vorheriger Überzeugungen?) und modifizieren; sensorische Gemeinsamkeiten und Unterschiede der Traumata herausarbeiten; neues Trauma ebenfalls bearbeiten.
Therapeut:innen fühlen sich durch traumatisches Ereignisse persönlich beeinträchtigt.	Unterstützung durch Kolleg:innen; positive Erlebnisse und Erholung einplanen; körperliche Aktivität; Bezug zum persönlichen Leben reflektieren und Unterschiede herausarbeiten.

5 Fallbeispiel

Tavish, Mitte 30, kam zur Behandlung seiner Depression und Panikanfälle. Er nahm seit acht Jahren Antidepressiva ein, die wenig geholfen hatten. Aufgrund seiner Symptomatik und den damit verbundenen Einschränkungen hatte er seine Stelle verloren, seine Partnerin hatte sich von ihm getrennt und er lebte seitdem allein und von Sozialhilfe.

Diagnostik

Die Anamnese zeigte, dass Tavishs Symptome vor acht Jahren begonnen hatten, nachdem er eine Tsunami-Katastrophe erlebt hatte. Er hatte damals über zwei Tage hinweg bei Rettungsaktionen als Laie geholfen und dabei viele Tote sowie schwerverletzte und sterbende Menschen gesehen. Tavish berichtete tägliche Symptome des Wiedererlebens und die Diagnostik mit dem *Strukturierten Klinischen Interview für DSM-5-CV* (vgl. Kapitel 1.7) bestätigte, dass Tavish eine schwere PTBS hatte sowie eine schwere depressive Störung, Panikstörung und soziale Angststörung. Er versuchte, seine Wiedererlebenssymptome und Ängste mit Cannabiskonsum zu mindern, erfüllte aber nicht die diagnostischen Kriterien für Abhängigkeit. Die PTBS wurde als primäre Störung für die Behandlung betrachtet; die Komorbidität wurde im Störungsmodell und bei der Planung der Interventionen mitberücksichtigt.

Tavishs Behandlungsziele

Tavish nannte die folgenden Ziele für seine Behandlung: (1) Mit den Erinnerungen an den Tsunami leben können, ohne dass sie den Alltag ständig unterbrechen, (2) aufhören können, darüber zu grübeln, warum er einen Mann nicht retten konnte, (3) wieder ins Fitnessstudio gehen können und (4) sich genügend konzentrieren können, um sich eine neue Arbeit suchen zu können.

Individuelles Störungsmodell

Tavishs wahrgenommene Bedrohung seines Selbstbildes und Sicherheitsgefühls wurde durch die folgenden Faktoren aufrechterhalten.

Bedeutungen des Traumas. Tavish glaubte, er habe Schuld am Tod eines jungen Mannes und sei ein Versager (Grad der Überzeugung: 100 %). Auch glaubte er, dass nahestehende Menschen jederzeit sterben können und er und seine Eltern bald ohne Vorwarnung sterben würden (90 %). Weiterhin glaubte er, seine starken Schuldgefühle und seine häufigen intrusiven Traumaerinnerungen bedeuteten, dass er dabei war, den Verstand zu verlieren und nie wieder arbeitsfähig sein würde (90 %). Weitere Bedeutungen wurden bei der Exploration der Inhalte des Wiedererlebens und der Hotspots identifiziert.

Traumaerinnerungen. Tavish berichtete, dass er verschiedene Momente aus dem Trauma wiederlebte, die jeweils mit unterschiedlichen Bedeutungen verbunden waren. Hier werden beispielhaft zwei genannt:
1. Tavish sah immer wieder vor sich, wie der junge Mann seine Hand losgelassen hatte, als er versuchte, ihn aus dem Wasser zu ziehen. Dieser Moment bedeutete für ihn, dass er ein Versager war.
2. Bilder vom verstümmelten Bein einer Frau, kurz bevor die zweite große Welle ankam. Dieses Bild bedeutete für ihn, dass gleich etwas Furchtbares passieren würde und sie beide sterben würden. Wenn dieses Bild in seinen Kopf kam, raste sein Herz und er hatte Brustschmerz und glaubte, er bekomme einen Herzanfall. Er erlebte dann einen Panikanfall.

Tavish nannte einige Auslöser für sein Wiedererleben (Bilder von Unfällen, Toten oder Verletzungen in Medien, ähnlich aussehende oder leidende Menschen, weinende Kinder), aber meist kam es wie aus heiterem Himmel, d. h., er hatte seine „versteckten" Auslöser bisher nicht erkannt.

Kognitive Strategien und Verhaltensweisen. Diese trugen zur Aufrechterhaltung von Tavishs PTBS, seiner depressiven Stimmung und den Panikanfällen bei:
1. *Unterdrückung:* Tavish versuchte, seine Erinnerungen aus dem Kopf zu drängen und, wenn das nicht gelang, durch Cannabis zu reduzieren. Dies verhinderte eine Veränderung des Traumagedächtnisses (und damit des Wiedererlebens) und seiner Überzeugung, dass er den Verstand verliere.
2. *Grübeln und Selbstkritik:* Tavish grübelte über sein vermeintliches Versagen und kritisierte sich für sein Unwissen, das aus seiner Sicht das Leiden anderer Menschen vergrößert hatte. Dies verhinderte eine Veränderung seiner Überzeugung, ein Versager zu sein, und er dachte nicht daran, dass er selbstlos unter Gefahr vielen Menschen geholfen hatte.
3. *Hypervigilanz und Sicherheitsverhalten:* Tavish war hypervigilant und prüfte häufig den Wetterbericht, um zu prüfen, ob sein Wohnort oder der Wohnort seiner Eltern in Asien von Unwettern bedroht war. Er traf viele unnötige Sicherheitsmaßnahmen, die seine Überzeugungen, dass er oder seine Eltern bald sterben würden, aufrechterhielten. Er rief seine Eltern mehrfach am Tag an, um sich zu versichern, dass ihnen nichts Schlimmes passiert war. Er selbst verließ kaum das Haus, um sich vor Unfällen zu schützen. Er prüfte häufig, ob seine Haustür sicher abgeschlossen war. Wenn er Herzrasen beim Wiedererleben spürte, rauchte er Cannabis, weil er glaubte, die beruhigende Wirkung könne einen Herzinfarkt verhindern.
4. *Rückzug von sozialen und anderen Aktivitäten:* Nach dem Trauma fühlte sich Tavish unsicher in Gruppen von Menschen und verlor dadurch seine Stelle. Er glaubte, andere Menschen könnten ihm ansehen, dass er ein „Versager" und „nervliches Wrack" war. Er ging nicht mehr mit Freunden aus oder zum Fitnessstudio, weil er sich von Menschen entfremdet und außerhalb seiner Wohnung unsicher fühlte.

Wie in Kapitel 4.2 beschrieben, trugen also die bedrohlichen persönlichen Bedeutungen des Traumas und die damit zusammenhängenden kognitiven Strategien und Verhaltensweisen sowohl zu Tavishs PTBS als auch zu den komorbiden Störungen bei.

Behandlung

Tavish nahm an 12 Behandlungssitzungen teil, die zwischen 60 und 90 Minuten dauerten. In der ersten Sitzung verschaffte sich die Therapeutin zunächst einen groben Überblick über Tavishs Trauma. Dann wurden seine negativen Interpretationen des Wiedererlebens und seine Ängste („Ich verliere den Verstand", „Ich werde nie wieder arbeitsfähig sein") durch Normalisierung der Symptome, das Experiment zur Gedankenunterdrückung, das individuelle Störungsmodell und die Einführung der Aktivitäten zum Zurückerobern des Lebens bearbeitet. Tavish schöpfte Hoffnung. In jeder der folgenden Sitzungen wurde der Besprechung und Planung dieser Aktivitäten etwas Zeit gewidmet. Tavish erweiterte die Aktivitäten im Laufe der Therapie von Fitnessaktivitäten innerhalb und außerhalb seiner Wohnung über die Wiederaufnahme sozialer Kontakte bis hin zur Teilnahme an einem Trainingskurs zur Vorbereitung seiner zukünftigen Erwerbstätigkeit und einer Reise zu dem Ort, an dem Tavish das Trauma erlebt hatte.

Ablauf der Behandlung. Zur Identifikation der Hotspots und Rekonstruktion der traumatischen Ereignisse schrieb Tavish zu Hause während der ersten drei Wochen der Behandlung eine Traumaschilderung. Anhand der Traumaschilderung wurden seine Hotspots identifiziert. Für jeden Hotspot wurden jeweils durch imaginatives Nacherleben die persönlichen Bedeutungen und mehr Details exploriert, die diese Bedeutungen relativierten bzw. ihnen widersprachen. Diese Informationen und weitere Schlussfolgerungen aus der kognitiven Umstrukturierung dieser Bedeutungen und Verhaltensexperimente wurden dann zur Aktualisierung des Hotspots verwendet (imaginatives Nacherleben des Hotspots mit gleichzeitigem Fokus auf aktualisierende Informationen und Ergänzung der Traumaschilderung mit aktualisierenden Informationen; vgl. Kapitel 4.5.4). Verhaltensexperimente zu aufrechterhaltenden kognitiven Strategien wie Grübeln und Sicherheitsverhalten wurden eingeführt, wenn die entsprechenden Bedeutungen bearbeitet wurden.

In Sitzung 2 und 3 wurde der Hotspot bearbeitet, als der junge Mann Tavishs Hand losließ. Tavish erinnerte im imaginativen Nacherleben, dass der Mann zu seiner Freundin gerufen hatte, dass er komme, um sie zu retten. Er ließ daraufhin Tavishs Hand los, wurde von der Flut in die Richtung der Freundin geschwemmt und beide ertranken. Tavish erkannte, dass der junge Mann absichtlich seine Hand losgelassen hatte. Die Therapeutin fragte, was er in dessen Situation gemacht hätte. Tavish sagte, er hätte auch versucht, seine Freundin zu retten. Tavish und die Therapeutin formulierten Fragen für eine anonyme Umfrage (vgl. Kapitel 4.8.3) und fast alle Befragten gaben an, dass sie dieselbe Entscheidung getroffen hätten. Anschließend besprachen Tavish und seine Therapeutin alle Faktoren, die zum Tod des jungen Mannes geführt hatten, und fassten sie in einem Tortendiagramm zusammen (vgl. Kapitel 4.8.3). Tavishs Schlussfolgerung war, dass der Tsunami und die Loyalität des jungen Mannes zu seiner Freundin die wichtigsten Faktoren waren. Er glaubte nicht mehr, dass er für den Tod des Mannes verantwortlich war und versagt hatte. Die hilfreichen Schlussfolgerungen aus der kognitiven Umstrukturierung und das Tortendiagramm wurden danach zur Aktualisierung dieses Hotspots in der Imagination und in der Traumaschilderung verwendet.

In Sitzung 4 wurde der Hotspot bearbeitet, als Tavish die Frau mit dem verstümmelten Bein sah, kurz bevor die zweite Welle ankam. Er glaubte, er werde sterben. Die Exploration ergab, dass das für ihn Schlimmste an seinem erwarteten Tod war, dass er seine Eltern nie mehr sehen würde und sie sehr darunter leiden würden. Gemeinsam mit der Therapeutin erarbeitete er, wie er sich daran erinnern konnte, dass er noch lebte und mit seinen Eltern häufig in Kontakt war. Diese Informationen wurden in der Traumaschilderung ergänzt. Er stellte sich den Hotspot vor, während er ein Foto von sich und seinen Eltern bei seinem letzten Besuch betrachtete. So konnte er auch emotional realisieren, dass seine Befürchtung nicht eingetreten war.

In Sitzung 4 und 5 wurde auch die Umstrukturierung von Tavishs Überzeugung vorgenommen, dass er aufgrund seiner Unwissenheit anderen Menschen Leiden zugefügt hatte, die mit verschiedenen anderen Hotspots zusammenhing. Zum Beispiel hatte er versucht, einer Frau zu helfen, indem er Jod auf ihre offenen Wunden tröpfelte, glaubte dann aber, dass er die Wunden durch seine Inkompetenz schlimmer gemacht hatte und deswegen beide Beine amputiert werden müssten. Im sokratischen Dialog wurde erarbeitet, dass das Jod wahrscheinlich eine Entzündung verhindert hatte. Er hatte eine E-Mail-Adresse dieser Frau und schrieb ihr, um sich nach ihrem Befinden und ihren Beinen zu erkundigen. Sie schrieb zurück, dass sie für seine Hilfe sehr dankbar war – er hatte z. B. organisiert, dass sie ins Krankenhaus gebracht wurde, wo sie gut behandelt wurde, und ihre Beine blieben erhalten. Der Hotspot wurde mit diesen Informationen und der Vorstellung, wie die Frau jetzt wieder laufen konnte, aktualisiert.

An diesem Beispiel wurde auch erarbeitet, dass Grübeln über selbstkritische Gedanken nicht hilfreich ist. Tavish führte ein Verhaltensexperiment durch, in dem er herausfand, dass seine Stimmung nach einigen Minuten Grübeln wesentlich schlechter war als nach konkretem Nachdenken. Er identifizierte in der folgenden Woche Auslöser für Grübelphasen (allein zu Haus sein, nachts im Bett liegen, Verletzungen sehen) und lernte zu erkennen, wenn er zu grübeln begann, und dann das Grübeln zu unterbrechen, indem er sich an die aktualisierenden Informationen erinnerte, sich die laufende Frau vorstellte und sich körperlich betätigte, z. B. mit Gewichtheben.

In Sitzung 5 wurde ein Hotspot aktualisiert, als Tavish eine tote schwangere Frau fand und untröstlich geweint hatte. Der Anblick bedeutete für Tavish, dass das Leben ungerecht ist und jederzeit Katastrophen eintreten können, bei denen geliebte Menschen sterben. Zur Identifikation von aktualisierenden Informationen dieses Hotspots besprachen die Therapeutin und Tavish seine Überzeugungen aus der buddhistischen Kultur über Reinkarnation, insbesondere die Überzeugung, dass auch beim Tod unter tragischen Umständen die Seele zu einer besseren Erfahrung übergeht und Leiden nicht permanent ist. Um sich dies zu veranschaulichen, sah Tavish sich über das Internet aktuelle Bilder aus dem Ort an und sah lächelnde oder zufrieden aussehende Menschen. Tavish arbeitete diese Informationen in seine Traumaschilderung ein und erlebte deutliche Erleichterung, als er sich den Hotspot gemeinsam mit der Perspektive der Reinkarnation der Frau und des Babys vor Augen führte.

Die zweite Bedeutung des Hotspots, dass geliebte Menschen jederzeit durch eine Katastrophe sterben können (Grad der Überzeugung: 90 %), wurde mit sokratischen Fragen (z. B. Welche Menschen leben in seiner Familie noch? Wer ist woran gestorben?) und Statistiken über die Häufigkeit von Tsunamis besprochen. Diese Informationen wurden in die Traumaschilderung aufgenommen und Tavishs Grad der Überzeugung sank auf 10 %. Diese Bedeutung hatte Tavishs Sicherheitsverhalten motiviert, mehrfach am Tag seine Eltern anzurufen und Wetterberichte zu prüfen. Im weiteren Verlauf der Therapie führte er eine Reihe von Verhaltensexperimenten zur Reduktion seines Sicherheitsverhaltens und seiner Hypervigilanz durch und erfuhr, dass seine Angst und seine Sorgen abnahmen, wenn er das Verhalten unterließ.

In Sitzung 6 und 7 lernte Tavish, weitere Auslöser von Traumaerinnerungen zu identifizieren, z. B. Aktvitäten, die seine Herzfrequenz steigerten, Bilder von Stränden, Blut und schwangere Frauen. Er lernte die „Damals versus Jetzt"-Diskriminationstechnik (vgl. Kapitel 4.6). Zum Beispiel lief er in der Sitzung mehrfach Treppen herauf und herunter, während er sich auf die gegenwärtige Situation und alle Unterschiede zum Trauma konzentrierte und auf die Tatsache, dass sein Herzklopfen Fitness statt Gefahr bedeutete.

In Sitzung 8 wurde ein virtueller Besuch des Ortes des Traumas über *Google Street View* durchgeführt, bei dem Tavish die „Damals versus Jetzt"-Diskriminationstechnik einsetzte. Er achtete auf alle Unterschiede zwischen dem Ort bei der Katastrophe und heute (er hatte erwartet, die Zerstörung zu sehen). Dies half Tavish zu erkennen, dass der Ort wieder aufgebaut und nun sicher war und die Bewohner nicht mehr litten. Er buchte eine Reise, um den Ort einen Monat nach Abschluss der Therapie zu besuchen und die Diskrimination vor Ort durchzuführen.

In den verbleibenden Sitzungen wurden weitere Aktivitäten zum Zurückerobern des Lebens initiiert und Verhaltensexperimente mit „Damals versus Jetzt"-Diskrimination zur weiteren Reduktion von Hypervigilanz und Sicherheitsverhalten bei Aktivitäten außerhalb der Wohnung sowie zur Reduktion des Cannabiskonsums durchgeführt. Zum Beispiel experimentierte Tavish damit, seinen Körper anzustrengen (z. B. zu laufen) statt Cannabis zu rauchen, wenn er Herzklopfen und Angst vor einem Herzinfarkt hatte. Er experimentierte auch damit, sich an die aktualisierenden Informationen zu seinen Hotspots zu erinnern, statt Cannabis zu rauchen, wenn er selbstkritische Gedanken hatte. Mit der Reduktion seines Cannabiskonsum verbesserte sich auch sein Schlaf.

Die Aktualisierung der Hotspots hatte Tavish klargemacht, dass die Menschen, denen er geholfen hatte, dankbar waren. Dies ermutigte ihn, einen Kurs zu belegen. Er experimentierte damit, Fragen zu stellen, und fokussierte seine Aufmerksamkeit auf die Reaktion der anderen Teilnehmer:innen anstatt darauf, wie er sich fühlte. Er erkannte, dass die Kursteilnehmer:innen freundlich auf ihn reagierten und ihn nicht negativ beurteilten. Er begann, sich weniger ängstlich in sozialen Situationen zu fühlen und erweiterte seinen Bekanntenkreis und soziale Aktivitäten.

Am Ende der Therapie wurde eine Zusammenfassung erstellt, in der schriftlich festgehalten wurde, was Tavish in der Therapie gelernt hatte.

Evaluation des Therapieerfolg

Am Ende der Behandlung erfüllte Tavish nicht mehr die Kriterien für eine PTBS. Auch seine Depressions- und Angstsymptome waren stark reduziert. Die Verbesserungen waren stabil (vgl. Tabelle 7). Im Laufe der Katamnese schloss Tavish seinen Kurs ab und war wieder arbeitsfähig.

Tabelle 7: Diagnostische Ergebnisse von Tavish zu drei Messzeitpunkten

Instrument	Vor der Therapie	Nach der Therapie	1-Jahres-Katamnese
Posttraumatic Diagnostic Scale (PDS)	36	9	3
Beck-Depressions-Inventar (BDI)	46	16	1
Beck-Angst-Inventar (BAI)	29	4	11

6 Weiterführende Literatur

Allgemeine Literatur zur Behandlung von PTBS

Murray, H., Grey, N., Warnock-Parkes, E., Kerr, A., Clark, D. M. & Ehlers, A. (2022). Ten misconceptions about trauma-focused CBT for PTSD. *Cognitive Behaviour Therapist, 15*, s1754470x22000307. https://doi.org/10.1017/S1754470X22000307

Schäfer, I., Gast, U., Hofmann, A., Knaevelsrud, C., Lampe, A., Liebermann, P. et al. (Hrsg.). (2019). *S3-Leitlinie Posttraumatische Belastungsstörung.* Berlin: Springer. https://doi.org/10.1007/978-3-662-59783-5

Schnyder, U., Ehlers, A., Elbert, T., Foa, E. B., Gersons, B. P. R., Resick, P. A. et al. (2016). Traumatherapien: Was haben sie gemeinsam? Praxis. *Schweizerische Rundschau für Medizin, 105*(7), 383–387.

Praxisartikel mit Fallbeispielen zur Kognitiven Therapie für PTBS (Open Access) bietet die Seite des *Oxford Centre for Anxiety Disorders and Trauma (OxCADAT)* unter https://oxcadatresources.com/ptsd/, siehe dort auch die Trainingsvideos unter https://oxcadatresources.com/ptsd-training-videos/

Therapiemethoden

Murray, H. & El-Leithy, S. (2021). Behavioural experiments in cognitive therapy for posttraumatic stress disorder: Why, when, and how? *Verhaltenstherapie, 31*(1), 50–60. https://doi.org/10.1159/000511921

Murray, H., Kerr, A., Warnock-Parkes, E., Wild, J., Grey, N., Clark, D. & Ehlers, A. (2022). What do others think? The why, when and how of using surveys in CBT. *Cognitive Behaviour Therapist, 15*, e42. https://doi.org/10.1017/S1754470X22000393

Murray, H., Merritt, C. & Grey, N. (2015). Returning to the scene of the trauma in PTSD treatment – why, how and when? *Cognitive Behaviour Therapist, 8,* e28. https://doi.org/10.1017/S1754470X15000677

Wild, J., Warnock-Parkes, E., Murray, H., Kerr, A., Thew, G., Grey, N. et al. (2020). Treating posttraumatic stress disorder remotely with cognitive therapy for PTSD. *European Journal of Psychotraumatology, 11*(1), 1785818. https://doi.org/10.1080/20008198.2020.1785818

Hackmann, A. (2011). Imagery rescripting in posttraumatic stress disorder. *Cognitive and Behavioral Practice, 18*(4), 424–432. https://doi.org/10.1016/j.cbpra.2010.06.006

Verschiedene Traumata

Kerr, A., Warnock-Parkes, E., Murray, H., Wild, J., Grey, N., Green, C. et al. (2023). Cognitive therapy for PTSD following birth trauma and baby loss: Clinical considerations. *Cognitive Behaviour Therapist, 16*, e23. https://doi.org/10.1017/S1754470X23000156

Murray, H. & Ehlers, A. (2021). Cognitive therapy for moral injury in post-traumatic stress disorder. *Cognitive Behaviour Therapist, 14*, e8. https://doi.org/10.1017/S1754470X21000040

Murray, H., Wild, J., Warnock-Parkes, E., Kerr, A., Thew, G., Grey, N. et al. (2020). Cognitive therapy for PTSD following critical illness and intensive care unit admission. *Cognitive Behaviour Therapist, 13,* e13. https://doi.org/10.1017/S1754470X2000015X

Wild, J., Duffy, M. & Ehlers, A. (2023). Moving forward with the loss of a loved one: Treating PTSD following traumatic bereavement with cognitive therapy. *Cognitive Behaviour Therapist, 16*, e12. https://doi.org/10.1017/S1754470X23000041

7 Literatur

American Psychiatric Association (APA). (1994). *Diagnostic and Statistical Manual of Mental Disorders* (4th ed.). Washington, DC: American Psychiatric Association.

American Psychiatric Association (APA). (2013). *Diagnostic and Statistical Manual of Mental Disorders* (5th ed.). Washington, DC: American Psychiatric Association. https://doi.org/10.1176/appi.books.9780890425596

American Psychiatric Association (APA) (2018). *Diagnostisches und Statistisches Manual Psychischer Störungen DSM-5* (deutsche Ausgabe herausgegeben von P. Falkai und H.-U. Wittchen, mitherausgegeben von M. Döpfner et al., 2., korrigierte Auflage). Göttingen: Hogrefe.

Andreski, P., Chilcoat, H. & Breslau, N. (1998). Post-traumatic stress disorder and somatization symptoms: A prospective study. *Psychiatry Research, 79*, 131–138. https://doi.org/10.1016/S0165-1781(98)00026-2

Beckham, J. C., Kirby, A. C., Feldman, M. E., Hertzberg, M. A., Moore, S. D., Crawford, A. L. et al. (1997). Prevalence and correlates of heavy smoking in Vietnam veterans with chronic posttraumatic stress disorder. *Addictive Behaviors, 22*, 637–647. https://doi.org/10.1016/S0306-4603(96)00071-8

Beesdo-Baum, K., Zaudig, M. & Wittchen, H. U. (2019a). *Strukturiertes Klinisches Interview für DSM-5®-Störungen – Klinische Version (DSM-5®-CV)*. Göttingen: Hogrefe.

Beesdo-Baum, K., Zaudig, M. & Wittchen, H. U. (2019b). *Strukturiertes Klinisches Interview für DSM-5® – Persönlichkeitsstörungen (DSM-5®-PD)*. Göttingen: Hogrefe.

Beierl, E. T., Böllinghaus, I., Clark, D. M., Glucksman, E. & Ehlers, A. (2020). Cognitive paths from trauma to posttraumatic stress disorder: A prospective study of Ehlers and Clark's model in survivors of assaults or road traffic collisions. *Psychological Medicine, 50*(13), 2172–2181. https://doi.org/10.1017/S0033291719002253

Ben-Ezra, M. (2002). Trauma 4000 years ago? *American Journal of Psychiatry, 159*, 1437. https://doi.org/10.1176/appi.ajp.159.8.1437

Bisson, J. I., Roberts, N. P., Andrew, M., Cooper, R. & Lewis, C. (2013). Psychological therapies for chronic post-traumatic stress disorder (PTSD) in adults. *Cochrane Library, 2013*(12), CD003388. https://doi.org/10.1002/14651858.CD003388.pub4

Bohus, M., Kleindienst, N., Hahn, C., Müller-Engelmann, M., Ludäscher, P., Steil, R. & Priebe, K. (2020). Dialectical behavior therapy for posttraumatic stress disorder (DBT-PTSD) compared with cognitive processing therapy (CPT) in complex presentations of PTSD in women survivors of childhood abuse: A randomized clinical trial. *JAMA Psychiatry, 77*(12), 1235–1245. https://doi.org/10.1001/jamapsychiatry.2020.2148

Bonn-Miller, M. O., Vujanovic, A. A., Boden, M. T. & Gross, J. J. (2011). Posttraumatic stress, difficulties in emotion regulation, and coping-oriented marijuana use. *Cognitive Behaviour Therapy, 40*, 34–44. https://doi.org/10.1080/16506073.2010.525253

Boos, A., Ehlers, A., Maercker, A. & Schützwohl, M. (1998). Trauma, Kognitionen und chronische PTBS: Eine Untersuchung an ehemaligen politischen Gefangenen der DDR. *Zeitschrift für Klinische Psychologie, 27*, 244–253.

Bouton, M. E., Maren, S. & McNally, G. P. (2021). Behavioral and neurobiological mechanisms of Pavlovian and instrumental extinction learning. *Physiological Reviews, 101*(2), 611–681. https://doi.org/10.1152/physrev.00016.2020

Boscarino, J. A. (1997). Diseases among men 20 years after exposure to severe stress: Implications for clinical research and medical care. *Psychosomatic Medicine, 59*, 605–614. https://doi.org/10.1097/00006842-199711000-00008

Bradley, R., Greene, J., Russ, E., Dutra, L. & Westen, D. (2005). A multidimensional meta-analysis of psychotherapy for PTSD. *American Journal of Psychiatry, 162*, 214–217. https://doi.org/10.1176/appi.ajp.162.2.214

Breslau, N., Davis, G. C., Andreski, P. & Peterson, E. (1991). Traumatic events and posttraumatic stress disorder in an urban population of young adults. *Archives of General Psychiatry, 48*, 216–222. https://doi.org/10.1001/archpsyc.1991.01810270028003

Breslau, N., Davis, G. C., Peterson, E. L. & Schultz, L. (1997). Psychiatric sequelae of posttraumatic stress disorder in women. *Archives of General Psychiatry, 54*(1), 81–87. https://doi.org/10.1001/archpsyc.1997.01830130087016

Brewin, C. R. (2014). Episodic memory, perceptual memory, and their interaction: Foundations for a theory of posttraumatic stress disorder. *Psychological Bulletin, 140*, 69–97.

Brewin, C. R. (2016). Coherence, disorganization, and fragmentation in traumatic memory reconsidered: A response to Rubin et al. (2016). *Journal of Abnormal Psychology, 125*(7), 1011–1017. https://doi.org/10.1037/a0033722

Brewin, C. R. & Field, A. P. (2024). Meta-analysis shows trauma memories in posttraumatic stress disorder lack coherence: A response to Taylor et al. (2022). *Clinical Psychological Science* [advance online publication]. https://doi.org/10.1177/21677026241240456

Brewin, C. R., Fuchkan, N., Huntley, Z., Robertson, M., Scragg, P. & Ehlers, A. (2010). Outreach and screening following the 2005 London bombings: Usage and outcomes. *Psychological Medicine, 40*, 2049–2057. https://doi.org/10.1017/S0033291710000206

Brewin, C. R., Gregory, J. D., Lipton, M. & Burgess, N. (2010). Intrusive images in psychological disorders: Characteristics, neural mechanisms, and treatment implications. *Psychological Review, 117*, 210–232. https://doi.org/10.1037/a0018113

Brown, L. A., Belli, G. M., Asnaani, A. & Foa, E. B. (2019). A review of the role of negative cognitions about oneself, others, and the world in the treatment of PTSD. *Cognitive Therapy and Research, 43*, 143–173. https://doi.org/10.1007/s10608-018-9938-1

Charquero-Ballester, M., Kleim, B., Vidaurre, D., Ruff, C., Stark, E., Tuulari, J. J. et al. (2022). Effective psychological therapy for PTSD changes the dynamics of specific large-scale brain networks. *Human Brain Mapping, 43,* 3207–3220. https://doi.org/10.1002/hbm.25846

Christen, D., Killikelly, C., Maercker, A. & Augsburger, M. (2021). Item response model validation of the German ICD-11 International Trauma Questionnaire for PTSD and CPTSD. *Clinical Psychology in Europe, 3*(4), e5501. https://doi.org/10.32872/cpe.5501

Cloitre, M., Koenen, K. C., Cohen, L. R. & Han, H. (2002). Skills training in affective and interpersonal regulation followed by exposure: A phase-based treatment for PTSD related to childhood abuse. *Journal of Consulting and Clinical Psychology, 70*(5), 1067–1074. https://doi.org/10.1037/0022-006X.70.5.1067

Cloitre, M., Stovall-McClough, K. C., Nooner, K., Zorbas, P., Cherry, S. & Petkova, E. (2010). Treatment for PTSD related to childhood abuse: A randomized controlled trial. *American Journal of Psychiatry, 167*, 915–924. https://doi.org/10.1176/appi.ajp.2010.09081247

Conway, M. A. (1997). Introduction: What are memories? In M. A. Conway (Ed.), *Recovered memories and false memories* (pp. 1–22). Oxford, UK: Oxford University Press.

Darby, R. J., Taylor, E. P. & Cadavid, M. S. (2023). *Phase-based psychological interventions for complex post-traumatic stress disorder: A systematic review, Journal of Affective Disorders Reports, 24*, 100628. https://doi.org/10.1016/j.jadr.2023.100628

Dilling, H., Mombour, W. & Schmidt, M. H. (Hrsg.). (1991). *Weltgesundheitsorganisation: Internationale Klassifikation psychischer Störungen. ICD-10 Kapitel V (F) Klinisch-diagnostische Richtlinien*. Bern: Hans Huber.

Duffy, M., Bolton, D., Gillespie, K., Ehlers, A. & Clark, D. M. (2013). A community study of the psychological effects of the Omagh car bomb on adults. *PLoS ONE, 8*(9), e76618. https://doi.org/10.1371/journal.pone.0076618

Duffy, M., Gillespie, K. & Clark, D. M. (2007). Post-traumatic stress disorder in the context of terrorism and other civil conflict in Northern Ireland: Randomised controlled trial. *British Medical Journal, 334*(7604), 1147. https://doi.org/10.1136/bmj.39021.846852.BE

Dunmore, E., Clark, D. M. & Ehlers, A. (1999). Cognitive factors involved in the onset and maintenance of posttraumatic stress disorder after physical or sexual assault. *Behaviour Research and Therapy, 37*, 809–829. https://doi.org/10.1016/S0005-7967(98)00181-8

Dunmore, E., Clark, D. M. & Ehlers, A. (2001). A prospective study of the role of cognitive factors in persistent posttraumatic stress disorder after physical or sexual assault. *Behaviour Research and Therapy, 39*, 1063–1084. https://doi.org/10.1016/S0005-7967(00)00088-7

Eftekhari, A., Zoellner, L. A. & Vigil, S. A. (2009). Patterns of emotion regulation and psychopathology. *Anxiety Stress Coping, 22*(5), 571–586. https://doi.org/10.1080/10615800802179860

Ehlers, A. (2015). Intrusive reexperiencing in posttraumatic stress disorder: Memory processes and their implications for therapy. In L. A. Watson & D. Berntsen (Eds.), *Clinical perspectives on autobiographical memory* (pp. 109–132). Cambridge: Cambridge University Press. https://doi.org/10.1017/CBO9781139626767.007

Ehlers, A. & Clark, D. M. (2000). A cognitive model of posttraumatic stress disorder. *Behaviour Research and Therapy, 38*, 319–345. https://doi.org/10.1016/S0005-7967(99)00123-0

Ehlers, A., Clark, D. M., Dunmore, E. B., Jaycox, L., Meadows, E. & Foa, E. B. (1998). Predicting response to exposure in PTSD: The role of mental defeat and alienation. *Journal of Traumatic Stress, 11*, 457–471. https://doi.org/10.1023/A:1024448511504

Ehlers, A., Clark, D. M., Hackmann, A., McManus, F. & Fennell, M. (2005). Cognitive therapy for post-traumatic stress disorder: Development and evaluation. *Behaviour Research and Therapy, 43*, 413–431. https://doi.org/10.1016/j.brat.2004.03.006

Ehlers, A., Clark, D. M., Hackmann, A., McManus, F., Fennell, M. & Mayou, R. (2003). A randomized controlled trial of cognitive therapy, a self-help booklet, and repeated assessments as early interventions for posttraumatic stress disorder. *Archives of General Psychiatry, 60*, 1024–1032. https://doi.org/10.1001/archpsyc.60.10.1024

Ehlers, A., Grey, N., Wild, J., Stott, R., Liness, S. & Clark, D. M. (2013). Implementation of Cognitive therapy for PTSD into routine clinical care: Effectiveness and moderators of outcome in a consecutive sample. *Behaviour Research and Therapy, 51*, 742–752. https://doi.org/10.1016/j.brat.2013.08.006

Ehlers, A., Hackmann, A., Grey, N., Wild, J., Liness, S. & Clark, D. M. (2014). A randomized controlled trial of 7-day intensive and standard weekly cognitive therapy for PTSD and emotion-focused supportive therapy. *American Journal of Psychiatry, 171,* 294–304. https://doi.org/10.1176/appi.ajp.2013.13040552

Ehlers, A., Maercker, A. & Boos, A. (2000). PTSD following political imprisonment: The role of mental defeat, alienation, and permanent change. *Journal of Abnormal Psychology, 109*, 45–55. https://doi.org/10.1037/0021-843X.109.1.45

Ehlers, A., Mauchnik, J. & Handley, R. (2012). Reducing unwanted trauma memories by imaginal exposure or autobiographical memory elaboration: An analogue study of memory processes. *Journal of Behavior Therapy and Experimental Psychiatry, 43*, S67–S75. https://doi.org/10.1016/j.jbtep.2010.12.009

Ehlers, A., Mayou, R. A. & Bryant, B. (1998). Psychological predictors of chronic posttraumatic stress disorder after motor vehicle accidents. *Journal of Abnormal Psychology, 107*, 508–519. https://doi.org/10.1037/0021-843X.107.3.508

Ehlers, A. & Steil, R. (1995). Maintenance of intrusive memories in posttraumatic stress disorder: A cognitive approach. *Behavioural and Cognitive Psychotherapy, 23*, 217–249. https://doi.org/10.1017/S135246580001585X

Ehlers, A., Wild, J., Stott, R., Warnock-Parkes, E., Grey, N. & Clark, D. M. (2025). *Efficient use of therapist time in the treatment of posttraumatic stress disorder: A randomized clinical trial of brief self-study assisted and standard weekly cognitive therapy for PTSD.* Manuscript submitted for publication.

Ehlers, A., Wild, J., Warnock-Parkes, E., Grey, N., Murray, H., Kerr, A. & Clark, D. M. (2023). A UK randomised controlled trial of therapist-assisted online psychological therapies for posttraumatic stress disorder differing in trauma focus (STOP-PTSD). *Lancet Psychiatry, 10*(8), 608–822. https://doi.org/10.2139/ssrn.4374584

Ehlers, A., Wild, J., Warnock-Parkes, E., Stott, R., Grey, N., Cullen, D. & Clark, D. M. (2025). *Effectiveness of cognitive therapy in routine clinical care: Second phase implementation.* Manuscript submitted for publication.

Ehring, T., Ehlers, A. & Glucksman, E. (2008). Do cognitive models help in predicting the severity of posttraumatic stress disorder, phobia, and depression after motor vehicle accidents? A prospective longitudinal study. *Journal of Consulting and Clinical Psychology, 76*, 219–230. https://doi.org/10.1037/0022-006X.76.2.219

Ehring, T., Welboren, R., Morina, N., Wicherts, J. M., Freitag, J. & Emmelkamp, P. M. G. (2014). Meta-analysis of psychological treatments for posttraumatic stress disorder in adult survivors of childhood abuse. *Clinical Psychology Review, 34*(8), 645–657. https://doi.org/10.1016/j.cpr.2014.10.004

Eilers, R. & Rosner, R. (2021). Die einfache und komplexe Posttraumatische Belastungsstörung in der Praxis. *Kindheit und Entwicklung, 30*(3), 144–153. https://doi.org/10.1026/0942-5403/a000342

Elbert, T. & Schauer, M. (2002). Burnt into memory. *Nature, 412*, 883. https://doi.org/10.1038/419883a

Engdahl, B. E., Dikel, T. N., Eberly, R. & Blank, A. (1997). Posttraumatic stress disorder in a community group of former prisoners of war: A normative response to severe trauma. *American Journal of Psychiatry, 154*, 1576–1581. https://doi.org/10.1176/ajp.154.11.1576

Flanagan, J. C., Korte, K. J., Killeen, T. K. & Back, S. E. (2016). Concurrent treatment of substance use and PTSD. *Current Psychiatry Reports, 18*(8), 70. https://doi.org/10.1007/s11920-016-0709-y

Foa, E. B. & Cahill, S. P. (2001). Psychological therapies: Emotional processing. In N. J. Smelser & B. Baltes (Eds.), *International Encyclopedia of the Social and Behavioral Sciences* (pp. 12363–12369). Oxford: Pergamon.

Foa, E. B., Ehlers, A., Clark, D. M., Tolin, D. F. & Orsillo, S. M. (1999). The Post-traumatic cognitions inventory (PTCI): Development and validation. *Psychological Assessment, 11*, 303–314. https://doi.org/10.1037/1040-3590.11.3.303

Foa, E. B. & Kozak, M. J. (1986). Emotional processing of fear: Exposure to corrective information. *Psychological Bulletin, 99*(1), 20–35. https://doi.org/10.1037/0033-2909.99.1.20

Foa, E. B. & Rothbaum, B. O. (1998). *Treating the trauma of rape. Cognitive-behavior therapy for PTSD*. New York: Guilford.

Foa, E. B., Rothbaum, B. O., Riggs, D. S. & Murdock, T. B. (1991). Treatment of posttraumatic stress disorder in rape victims: A comparison between cognitive-behavioral procedures and counselling. *Journal of Consulting and Clinical Psychology, 59*, 715–723. https://doi.org/10.1037/0022-006X.59.5.715

Freeman, D., Thompson, C., Vorontsova, N., Dunn, G., Carter, L. A., Garety, P. et al. (2013). Paranoia and post-traumatic stress disorder in the months after physical assault: A longitudinal study examining shared and differential predictors. *Psychological Medicine, 43*, 2673–2684. https://doi.org/10.1017/S003329171300038X

Gelezelyte, O., Roberts, N. P., Kvedaraite, M., Bisson, J. I., Brewin, C. R., Cloitre, M. & Kazlauskasm, E. (2022). Validation of the International Trauma Interview (ITI) for the clinical assessment of ICD-11 posttraumatic stress disorder (PTSD) and complex PTSD (CPTSD) in a Lithuanian sample. *European Journal of Psychotraumatolology, 13*(1), 2037905. https://doi.org/10.1080/20008198.2022.2037905

Gersons, B. P. R. & Carlier, I. V. E. (1992). Posttraumatic stress disorder: The history of a recent concept. *British Journal of Psychiatry, 161*, 742–748. https://doi.org/10.1192/bjp.161.6.742

Gillespie, K., Duffy, M., Hackmann, A. & Clark, D. M. (2002). Community based cognitive therapy in the treatment of post-traumatic stress disorder following the Omagh bomb. *Behaviour Research and Therapy, 40*, 345–357. https://doi.org/10.1016/S0005-7967(02)00004-9

Halligan, S. L., Clark, D. M. & Ehlers, A. (2002). Cognitive processing, memory, and the development of PTSD symptoms: Two experimental analogue studies. *Journal of Behavior Therapy and Experimental Psychiatry, 33*, 73–89. https://doi.org/10.1016/S0005-7916(02)00014-9

Halligan, S. L., Michael, T., Clark, D. M. & Ehlers, A. (2003). Posttraumatic stress disorder following assault: The role of cognitive processing, trauma memory, and appraisals. *Journal of Consulting and Clinical Psychology, 71*, 419–431. https://doi.org/10.1037/0022-006X.71.3.419

Hautzinger, M., Bailer, M., Worall, H. & Keller, F. (1995). *Beck-Depressions-Inventar (BDI)*. Bern: Huber.

Hendriks, L., de Kleine, R. A., Broekman, T. G., Hendriks, G. J. & van Minnen, A. (2018). Intensive prolonged exposure therapy for chronic PTSD patients following multiple trauma and multiple treatment attempts. *European Journal of Psychotraumatology, 9*(1), 1425574. https://doi.org/10.1080/20008198.2018.1425574

Hitchcock, C., Goodall, B., Wright, I. M., Boyle, A., Johnston, D., Dunning, D. & Dalgleish, T. (2022). The early course and treatment of posttraumatic stress disorder in very young children: Diagnostic prevalence and predictors in hospital-attending children and a randomized controlled proof-of-concept trial of trauma-focused cognitive therapy, for 3- to 8-year-olds. *Journal of Child Psychology and Psychiatry, 63*, 58–67.

Horowitz, M. J. (1997). *Stress response syndromes. PTSD, grief, and adjustment disorders*. Northvale, NJ: Jason Aroson.

International Society of Traumatic Stress Studies (ISTSS). (2019). *Posttraumatic stress disorder prevention and treatment guidelines*. Retrieved from https://istss.org/wp-content/uploads/2024/08/ISTSS_PreventionTreatmentGuidelines_FNL-March-19-2019.pdf

Iyadurai, L., Blackwell, S. E., Meiser-Stedman, R., Watson, P. C., Bonsall, M. B., Geddes, J. et al. (2018). Preventing intrusive memories after trauma via a brief intervention involving Tetris computer game play in the emergency department: A proof-of-concept randomized controlled trial. *Molecular Psychiatry, 23*, 674–682. https://doi.org/10.1038/mp.2017.23

Janoff-Bulman, R. (1992). *Shattered assumptions: Toward a new psychology of trauma*. New York: The Free Press.

Jensen, T. K., Braathu, N., Birkeland, M. S., Ormhaug, S. M. & Skar, A. S. (2022). Complex PTSD and treatment outcomes in TF-CBT for youth: A naturalistic study. *European Journal of Psychotraumatology, 13*(2), 2114630. https://doi.org/10.1080/20008066.2022.2114630

Jordan, B. K., Marmar, C. R., Fairbank, J. A., Schlenger, W. E., Kulka, R. A., Hough, R. L. & Weiss, D. S. (1992). Problems in families of male Vietnam veterans with posttraumatic stress disorder. *Journal of Consulting and Clinical Psychology, 60*, 916–926. https://doi.org/10.1037/0022-006X.60.6.916

Karatzias, T., Bohus, M., Shevlin, M., Hyland, P., Bisson, J. I., Roberts, N. & Cloitre, M. (2023). Distinguishing between ICD-11 complex post-traumatic stress disorder and borderline personality disorder: Clinical guide and recommendations for future research. *British Journal of Psychiatry, 223*(3), 403–406. https://doi.org/10.1192/bjp.2023.80

Karatzias, T., Hyland, P., Bradley, A., Cloitre, M., Roberts, N., Bisson, J. I. & Shevlin, M. (2019). Risk factors and comorbidity of ICD-11 PTSD and complex PTSD: Findings from a trauma-exposed population based sample of adults in the United Kingdom. *Depression and Anxiety, 36*(9), 887–894. https://doi.org/10.1002/da.22934

Keane, T. M. & Kaloupek, D. G. (1982). Imaginal flooding in the treatment of a posttraumatic stress disorder. *Journal of Consulting and Clinical Psychology, 50*(1), 138–140. https://doi.org/10.1037/0022-006X.50.1.138

Kessler, R. C., Aguilar-Gaxiola, S., Alonso, J., Benjet, C., Bromet, E. J., Cardoso, G. & Koenen, K. C. (2017). Trauma and PTSD in the WHO World Mental Health Surveys. *European Journal of Psychotraumatology, 8*(Suppl. 5), 1353383. https://doi.org/10.1080/20008198.2017.1353383

Kessler, R. C., Sonnega, A., Bromet, E., Hughes, M. & Nelson, C. B. (1995). Posttraumatic stress disorder in the National Comorbidity Survey. *Archives of General Psychiatry, 52*, 1048–1060. https://doi.org/10.1001/archpsyc.1995.03950240066012

Kinzie, J. D. & Goetz, R. R. (1996). A century of controversy surrounding posttraumatic stress-spectrum syndromes: The impact of DSM-III and DSM-IV. *Journal of Traumatic Stress, 9*, 159–179.

Kleim, B., Ehlers, A. & Glucksman, E. (2007). Early predictors of chronic post-traumatic stress disorder in assault survivors. *Psychological Medicine, 37*, 1457–1468. https://doi.org/10.1017/S0033291707001006

Kleim, B., Ehlers, A. & Glucksman, E. (2012). Investigating cognitive pathways to psychopathology: Predicting depression and posttraumatic stress disorder from early responses after assault. *Psychological Trauma: Theory, Research, Practice, and Policy, 4*, 527–537. https://doi.org/10.1037/a0027006

Kleim, B., Ehring, T. & Ehlers, A. (2012). Perceptual processing advantages for trauma-related visual cues in posttraumatic stress disorder. *Psychological Medicine, 42*, 173–181. https://doi.org/10.1017/S0033291711001048

Kleim, B., Grey, N., Hackmann, A., Nussbeck, F., Wild, J. & Ehlers, A. (2013). Cognitive change predicts symptom reduction with cognitive therapy for posttraumatic stress disorder. *Journal of Consulting and Clinical Psychology, 81*, 383–393. https://doi.org/10.1037/a0031290

Knaevelsrud, C. & Maercker, A. (2007). Internet-based treatment for PTSD reduces distress and facilitates the development of a strong therapeutic alliance: A randomized controlled trial. *BMC Psychiatry, 7*, 13. https://doi.org/10.1186/1471-244X-7-13

Kolthof, K. A., Voorendonk, E. M., van Minnen, A. & de Jongh, A. (2022). Effects of intensive trauma-focused treatment of individuals with both post-traumatic stress disorder and borderline personality disorder. *European Journal of Psychotraumatology, 13*(2), 2143076. https://doi.org/10.1080/20008066.2022.2143076

Krüger-Gottschalk, A., Knaevelsrud, C., Rau, H., Dyer, A., Schäfer, I., Schellong, J. & Ehring T. (2017). The German version of the Posttraumatic Stress Disorder Checklist for DSM-5 (PCL-5): Psychometric properties and diagnostic utility. *BMC Psychiatry, 17*(1), 379. https://doi.org/10.1186/s12888-017-1541-6

Kuch, K. & Cox, B. J. (1992). Symptoms of PTSD in 124 survivors of the Holocaust. *American Journal of Psychiatry, 149*, 337–340. https://doi.org/10.1176/ajp.149.3.337

Landin-Romero, R., Moreno-Alcazar, A., Pagani, M. & Amann, B. L. (2018). How does eye movement desensitization and reprocessing therapy work? A systematic review on suggested mechanisms of action. *Frontiers in Psychology, 9*, 1395. https://doi.org/10.3389/fpsyg.2018.01395

Löwe, B., Spitzer, R. L., Zipfel, S. & Herzog, W. (2002). *Gesundheitsfragebogen für Patienten. Manual* (2. Auflage). Verfügbar unter: https://www.klinikum.uni-heidelberg.de/fileadmin/Psychosomatische_Klinik/download/PHQ_Manual1.pdf

Maercker, A., Forstmeier, S., Wagner, B., Glaesmer, H. & Brähler, E. (2008). Posttraumatische Belastungstörungen in Deutschland. *Nervenarzt, 79*, 577–586. https://doi.org/10.1007/s00115-008-2467-5

Maercker, A., Hecker, T., Augsburger, M. & Kliem, S. (2018). ICD-11 prevalence rates of posttraumatic stress disorder and complex posttraumatic stress disorder in a German nationwide sample. *Journal of Nervous and Mental Disease, 206*(4), 270–276. https://doi.org/10.1097/NMD.0000000000000790

Maercker, A. & Schützwohl, M. (1997). Long-term effects of political imprisonment: A group comparison study. *Social Psychiatry and Psychiatric Epidemiology, 32*, 435–442. https://doi.org/10.1007/BF00789137

March, J. S. (1993). What constitutes a stressor? The "Criterion A" issue. In J. R. T. Davidson & E. B. Foa (Eds.), *Post-traumatic stress disorder: DSM-IV and beyond* (pp. 37–56). Washington: American Psychiatric Press.

Margraf, J., Cwik, J. C., Pflug, V. & Schneider, S. (2017). Strukturierte klinische Interviews zur Erfassung psychischer Störungen über die Lebensspanne: Gütekriterien und Weiterentwicklungen der DIPS-Verfahren. *Zeitschrift für Klinische Psychologie und Psychotherapie, 46*, 176–186. https://doi.org/10.1026/1616-3443/a000430

Margraf, J., Cwik, J. C., von Brachel, R., Suppiger, A. & Schneider, S. (2021). *DIPS Open Access 1.2: Diagnostisches Interview bei psychischen Störungen*. Bochum: Mental Health Research and Treatment Center, Ruhr-Universität Bochum.

Margraf, J. & Ehlers, A. (2007). *BAI: Beck-Angst-Inventar. Manual. Deutsche Bearbeitung*. Frankfurt am Main: Harcourt Test Services GmbH.

McNally, R. J. (1998). Posttraumatic stress disorder. In T. Millon, P. H. Blaney & R. D. Davis (Eds.), *Oxford textbook of psychopathology*. Oxford, UK: Oxford University Press.

Meiser-Stedman, R., Smith, P., McKinnon, A., Dixon, C., Trickey, D., Ehlers, A. et al. (2016). Cognitive therapy versus wait list as an early intervention for PTSD in children and adolescents: A randomized controlled trial. *Journal of Child Psychology and Psychiatry, 58*, 623–633.

Michael, T. & Ehlers, A. (2007). Enhanced perceptual priming for neutral stimuli occurring in a traumatic context: Two experimental investigations. *Behaviour Research and Therapy, 45*, 341–358.

Michael, T., Ehlers, A. & Halligan, S. L. (2005). Enhanced priming for trauma-related material in posttraumatic stress disorder. *Emotion, 5*(1), 103–112. https://doi.org/10.1037/1528-3542.5.1.103

Michael, T., Ehlers, A., Halligan, S. L. & Clark, D. M. (2005). Unwanted memories of assault: What intrusion characteristics are associated with PTSD? *Behaviour Research and Therapy, 43*(5), 613–628. https://doi.org/10.1016/j.brat.2004.04.006

Murray, H., Merritt, C. & Grey, N. (2015). Returning to the scene of the trauma in PTSD treatment – why, how and when? *Cognitive Behaviour Therapist, 8*, e28. https://doi.org/10.1017/S1754470X15000677

National Institute for Health and Care Excellence (NICE). (2018). *Posttraumatic stress disorder. NICE guideline 116*. Retrieved from https://www.nice.org.uk/guidance/ng116/resources

Neuner, F., Onyut, P., Ertl, V., Schauer, E., Odenwald, M. & Elbert, T. (2008). Treatment of posttraumatic stress disorder by trained lay counsellors in an African refugee camp – a randomized controlled trial. *Journal of Consulting and Clinical Psychology, 76*, 686–694. https://doi.org/10.1037/0022-006X.76.4.686

Olff, M., Langeland, W., Draijer, N. & Gersons, B. P. (2007). Gender differences in posttraumatic stress disorder. *Psychological Bulletin, 133*(2), 183–204. https://doi.org/10.1037/0033-2909.133.2.183

Öst, L. G. & Sterner, U. (1987). Applied tension. A specific behavioral method for treatment of blood phobia. *Behaviour Research and Therapy, 25*(1), 25–29.

Ozer, E. J., Best, S. R., Lipsey, T. L. & Weiss, D. S. (2003). Predictors of posttraumatic stress disorder and symptoms in adults: A meta-analysis. *Psychological Bulletin, 129*(1), 52–73. https://doi.org/10.1037/0033-2909.129.1.52
Pfaltz, M. C., Halligan, S. L., Haim-Nachum, S., Sopp, M. R., Åhs, F., Bachem, R. & Seedat, S. (2022). Social functioning in individuals affected by childhood maltreatment: Establishing a research agenda to inform interventions. *Psychotherapy and Psychosomatics, 91*(4), 238–251. https://doi.org/10.31219/osf.io/7hsek
Reemtsma, J. P. (1997). *Im Keller.* Hamburg: Hamburger Edition.
Resick, P. A. & Schnicke, M. K. (1993). *Cognitive processing therapy for rape victims.* Newbury Park, CA: Sage.
Roberts, N. P., Kitchiner, N. J., Kenardy, J., Lewis, C. & Bisson, J. I. (2019). Early psychological intervention following recent trauma: A systematic review and meta-analysis. *European Journal of Psychotraumatology, 10*(1), 1695486. https://doi.org/10.1080/20008198.2019.1695486
Rubin, D. C., Deffler, S. A., Ogle, C. M., Dowell, N. M., Graesser, A. C. & Beckham, J. C. (2016). Participant, rater, and computer measures of coherence in posttraumatic stress disorder. *Journal of Abnormal Psychology, 125*, 11–15. https://doi.org/10.1037/abn0000126
Rupp, C., Doebler, P., Ehring, T. & Vossbeck-Elsebusch, A. (2017). Emotional processing theory put to the test: A meta-analysis on the association between process and outcome measures in exposure therapy. *Clinical Psychology & Psychotherapy, 223*(3), 697–711. https://doi.org/10.1002/cpp.2039
Sachschal, J., Woodward, E., Wichelmann, J. M., Haag, K. & Ehlers, A. (2019). Differential effects of poor recall and memory disjointedness on trauma symptoms. *Clinical Psychological Science, 7*(5), 1032–1041. https://doi.org/10.1177/2167702619847195
Salkovskis, P. M. (1996). The cognitive approach to anxiety: Threat beliefs, safety-seeking behaviour, and the special case of health anxiety and obsessions. In P. M. Salkovskis (Ed.), *Frontiers of cognitive therapy* (pp. 48–74). New York: Guilford.
Schäfer, I., Gast, U., Hofmann, A., Knaevelsrud, C., Lampe, A., Liebermann, P. et al. (Hrsg.). (2019). *S3-Leitlinie Posttraumatische Belastungsstörung.* Berlin: Springer. https://doi.org/10.1007/978-3-662-59783-5
Schauer, M. & Elbert, T. (2015). Dissociation following traumatic stress. Etiology and treatment. *Zeitschrift für Psychologie, 218*(2), 109–127.
Schauer, M., Neuner, F. & Elbert, T. (2012). *Narrative exposure therapy.* Göttingen: Hogrefe.
Schnyder, U. (2013). *Übersetzung des Clinician-Administered PTSD Scale.* Verfügbar unter: https://www.usz.ch/app/uploads/2020/09/CAPS-Interview-DSM-5-deutsch.pdf
Schnyder, U., Bryant, R. A., Ehlers, A., Foa, E. B., Hasan, A., Mwiti, G. et al. (2016). Culture-sensitive psychotraumatology. *European Journal of Psychotraumatology, 7*, 31179. https://doi.org/10.3402/ejpt.v7.31179
Shapiro, F. (2014). The role of eye movement desensitization and reprocessing (EMDR) therapy in medicine: Addressing the psychological and physical symptoms stemming from adverse life experiences. *Permanente Journal, 18*(1), 71–77. https://doi.org/10.7812/TPP/13-098
Shipherd, J. C. & Beck, J. G. (1999). The effects of suppressing trauma-related thoughts on women with rape-related posttraumatic stress disorder. *Behaviour Research and Therapy, 37*, 99–112. https://doi.org/10.1016/S0005-7967(98)00136-3
Smith, P., Yule, W., Perrin, S., Tranah, T., Dalgleish, T. & Clark, D. M. (2007). Cognitive-behavioral therapy for PTSD in children and adolescents: A preliminary randomized controlled trial. *Journal of the American Academy of Child and Adolescent Psychiatry, 46*, 1051–1061. https://doi.org/10.1097/CHI.0b013e318067e288
Steil, R., Dittmann, C., Müller-Engelmann, M., Dyer, A., Maasch, A. M. & Priebe, K. (2018). Dialectical behaviour therapy for posttraumatic stress disorder related to childhood sexual abuse: A pilot study in an outpatient treatment setting. *European Journal of Psychotraumatology, 9*(1), 1423832. https://doi.org/10.1080/20008198.2018.1423832

Sündermann, O., Hauschildt, M. & Ehlers, A. (2013). Perceptual processing during trauma, priming and the development of intrusive memories. *Journal of Behaviour Therapy and Experimental Psychiatry, 44*, 213–220. https://doi.org/10.1016/j.jbtep.2012.10.001
Vliet, N. I. van, Huntjens, R. J. C., van Dijk, M. K., Bachrach, N. Meewisse, M. L. & de Jongh, A. (2021). Phase-based treatment versus immediate trauma-focused treatment for post-traumatic stress disorder due to childhood abuse: Randomised clinical trial. *BJPsych Open, 7*(6), e211.
Weathers, F. W., Blake, D. D., Schnurr, P. P., Kaloupek, D. G., Marx, B. P. & Keane, T. M. (2013). *The Clinician-Administered PTSD Scale for DSM-5 (CAPS*-5). Retrieved from https://www.ptsd.va.gov/professional/assessment/adult-int/caps.asp
Wiedemann, M., Janecka, M., Wild, J., Warnock-Parkes, E., Stott, R., Grey, N. et al. (2023). Mediation of treatment effects in cognitive therapy for posttraumatic stress disorder – test of theory-derived cognitive factors. *Behaviour Research and Therapy, 169,* 104407.
Wild, J., Duffy, M. & Ehlers, A. (2023). Moving forward with the loss of a loved one: Treating PTSD following traumatic bereavement with cognitive therapy. *Cognitive Behaviour Therapist, 16*, e12. https://doi.org/10.1017/S1754470X23000041
Wild, J., Smith, K., Thompson, E., Bear, F., Lommen, M. & Ehlers, A. (2016). A prospective study of pre-trauma risk factors for posttraumatic stress disorder and depression. *Psychological Medicine, 46*, 2571–2582. https://doi.org/10.1017/S0033291716000532
Wittmann, L., Dimitrijevic, A., Ehlers, A., Foa, E. B., Kessler, H., Schellong, J. & Burgmer, M. (2021). Psychometric properties and validity of the German version of the Post-Traumatic Diagnostic Scale for DSM-5 (PDS-5). *European Journal of Psychotraumatology, 12*(1), 1965339. https://doi.org/10.1080/20008198.2021.1965339
World Health Organization (WHO). (2019). *International classification of diseases, eleventh revision (ICD-11)*. Retrieved from https://icd.who.int/en

8 Kompetenzziele und Lernkontrollfragen

Kompetenzziele

Kompetenzziele, die durch die Lektüre dieses Buches erworben werden können:

- potenziell traumatische Ereignisse von anderen Stressoren unterscheiden zu können,
- diagnostische Kriterien der PTBS und der komplexen PTBS nach ICD-11 sowie deren Unterschiede zum DSM-5 zu kennen,
- Fragebogen zur Erfassung von Symptomen und aufrechterhaltenden Prozessen auswählen zu können,
- Patient:innen, Angehörige und die Allgemeinheit über Reaktionen auf traumatische Erlebnisse und aufrechterhaltende psychologische Prozesse bei der PTBS informieren zu können,
- Symptome des Wiedererlebens erkennen zu können,
- mit Patient:innen interaktiv ein Störungsmodell entwickeln zu können,
- verschiedene Interventionsmethoden zur Reduktion des intrusiven Wiedererlebens zu kennen,
- Methoden zur Anpassung des therapeutischen Vorgehens bei starker Dissoziation zu kennen,
- Verhaltensexperimente mit Patient:innen mit PTBS planen zu können,
- Grundprinzipien der Kognitiven Therapie bei PTBS zu verstehen und einsetzen zu können.

Lernkontrollfragen

1. Welches der folgenden belastenden Ereignisse erfüllt im Allgemeinen nicht die Kriterien für potenziell traumatische Ereignisse?
   a. Scheidung.
   b. Schwerer Unfall.
   c. Naturkatastrophe.
   d. Sexueller Missbrauch.
2. Ein negatives Selbstbild ist ein Symptom welcher Störung?
   a. Der PTBS nach ICD-11 und PTBS nach DSM-5.
   b. Der kPTSD nach ICD-11 und PTBS nach DSM-5.
   c. Nur der PTSD nach DSM-5.
   d. Nur der kPTBS nach ICD-11.
3. Welcher dieser Fragebogen zu PTBS-Symptomen orientiert sich an der ICD-11?
   a. International Trauma Questionnaire (ITQ).
   b. PTSD Checklist (PCL).
   c. Posttraumatic Diagnostic Scale (PDS).
   d. Keiner.

4. Welches dieser Phänomene gehört nicht zu den Symptomen des Wiedererlebens bei der PTBS?
   a. Flashbacks.
   b. Alpträume.
   c. Wiederkehrende Gedanken wie „Warum ich?“, „Wenn ich nur ... getan hätte“.
   d. Starke Emotionen wie beim Trauma ohne Erinnerung.
5. Welcher dieser Prozesse kann eine PTBS aufrechterhalten?
   a. Sicherheitsverhalten.
   b. Grübeln.
   c. Dissoziation.
   d. Alle der oben genannten.
6. Wodurch kommt nach dem Modell von Ehlers und Clark (2000) der Eindruck einer gegenwärtigen Bedrohung bei der PTBS zustande?
   a. „Hier und Jetzt“-Qualität des Wiedererlebens.
   b. Negative Bedeutungen der Konsequenzen des Traumas.
   c. Negative Bedeutungen des Traumas.
   d. Alle der oben genannten.
7. Um welche Form gegenwärtiger Bedrohung geht es im Modell von Ehlers und Clark (2000) nicht?
   a. Bedrohung durch aktuelle Weltkrisen wie Klimawandel.
   b. Bedrohung durch andere Menschen.
   c. Bedrohung des Selbstbildes.
   d. Bedrohung durch weitere traumatische Erlebnisse.
8. Welche Intervention sollte bei Verhaltensexperimenten bei der PTBS zusätzlich eingesetzt werden?
   a. Atemtraining.
   b. Achtsamkeit.
   c. „Damals versus Jetzt“-Diskrimination.
   d. Progressive Muskelentspannung.
9. Welche Gruppe von Therapieverfahren wird in Behandlungsrichtlinien als Methode der Wahl für die PTBS empfohlen?
   a. Non-direktive Therapie.
   b. Traumafokussierte Psychotherapie (KVT mit Traumafokus oder Eye Movement Desensitization and Reprocessing [EMDR]).
   c. Psychodynamische Therapie.
   d. Stressbewältigung.

Beantworten Sie die hier abgedruckten Lernkontrollfragen in unserem Continuing Education Portal und sammeln Sie einfach und bequem Fortbildungspunkte der Kategorie D für Fachkräfte im Bereich Psychotherapie (CE). Der Zugang zu zertifizierten Online-Fortbildungen steht Ihnen rund um die Uhr zur Verfügung. Mehr Informationen zu diesem kostenpflichtigen Service finden Sie unter: ce.hogrefe.com

9 Anhang

Posttraumatische Belastungsstörungen verstehen – Eine normale Reaktion auf abnormale Ereignisse (Informationen für Patient:innen) **1/12**

Traumatische Ereignisse sind ein emotionaler Schock. Es ist schwer, das Geschehene zu begreifen und damit fertigzuwerden. Nach einem Trauma oder mehreren Traumata haben fast alle Menschen unangenehme Gefühle, Gedanken und Körperempfindungen. Diese können lange anhalten. Nach einem Trauma kommen einem ungewollt Bilder, Geräusche, andere Empfindungen und Gedanken an das Trauma in den Kopf, auch wenn man versucht, sie zu unterdrücken. Diese Empfindungen können verwirrend und beängstigend sein. Sie fragen sich vielleicht, ob Sie jemals über Ihre traumatischen Erlebnisse hinwegkommen werden, ob Sie sich selbst nicht mehr im Griff haben oder ob Sie gar verrückt werden. Diese Sorgen sind völlig verständlich.

In diesem Informationsblatt werden Sie erfahren, dass Ihre Gefühle, Gedanken und Körperempfindungen eine normale Reaktion auf Stress sind. Sie zeigen, dass Ihr Körper und Ihr Verstand daran arbeiten, Ihre traumatischen Erlebnisse zu verarbeiten.

Auf traumatische Erlebnisse reagiert jeder Mensch auf seine eigene Art und Weise. Dennoch gibt es Reaktionen, die vielen gemeinsam sind. Dieses Informationsblatt beschreibt einige dieser typischen Reaktionen und erklärt, wie eine Therapie helfen kann. Wahrscheinlich werden Sie feststellen, dass Sie viele dieser Reaktionen erlebt haben oder noch erleben. Die meisten Menschen zeigen viele, aber nicht alle dieser Reaktionen.

Bitte lesen Sie das Informationsblatt aufmerksam durch, um festzustellen, welche Teile auf Sie zutreffen. Sie können bestimmte Sätze unterstreichen oder hervorheben oder sich Notizen am Rand machen. Sie können es stückweise lesen, z.B. Abschnitt für Abschnitt, mit regelmäßigen Pausen. Bei Ihrem nächsten Therapietermin werden Sie Gelegenheit haben zu besprechen, was von dem Gelesenen auf Sie zutrifft und was Sie darüber denken.

Auswirkungen von Traumaerinnerungen auf Geist und Körper

(1) Wiedererleben. Nach traumatischen Ereignissen erleben Menschen oft einzelne Teile des Traumas immer wieder. Dies kann verschiedene Formen annehmen:

- Vielleicht haben Sie *Flashbacks*, in denen Ihnen Bilder, Geräusche, Gerüche oder andere Empfindungen (z.B. Kälte oder Schmerz) aus Ihrem traumatischen Erlebnis plötzlich in den Sinn kommen. Manchmal können die Flashbacks so lebhaft sein, dass Sie den Eindruck haben, das Trauma würde im „Hier und Jetzt" passieren, und dabei die gegenwärtige Situation gar nicht mehr wahrnehmen.
- Möglicherweise erleben Sie Teile des Traumas in *Alpträumen* wieder.

- Es kann auch sein, dass Sie Ihre *Gefühle* aus dem Trauma wiedererleben und/oder *körperliche Reaktionen* (z. B. Herzrasen oder Atemnot) wie damals haben, ohne Bilder des Traumas vor sich zu sehen oder einen Alptraum zu haben.

Wiedererleben kann auftreten, wenn Sie etwas in Ihrer Umgebung oder ein Gedanke oder eine Körperempfindung an das Trauma erinnert. Solche Auslöser können automatisch starke Gefühle (wie Angst, Traurigkeit, Scham, Ekel, Schuldgefühle oder Wut) und Körperempfindungen auslösen. Einige der Auslöser haben einen offensichtlichen Zusammenhang zum traumatischen Ereignis (z. B. der Ort, wo das Trauma geschehen ist, oder eine Person, die beteiligt war). Andere Auslöser sind jedoch schwer zu erkennen, weil nur ein kleiner Teil mit dem Trauma übereinstimmt („versteckte Auslöser"), z. B. eine bestimmte Farbe, ein bestimmtes Geräusch, ein bestimmter Geruch, eine Licht- oder Temperaturveränderung, eine bestimmte Berührung, ein Körpergefühl oder ein Tonfall. Da solche Auslöser nur schwer zu erkennen sind, kann es Ihnen so vorkommen, als ob Traumaerinnerungen, körperliche Erregung oder negative Gefühle „aus heiterem Himmel" auftreten.

Wenn Sie Ihre persönlichen Auslöser mithilfe Ihres Therapeuten bzw. Ihrer Therapeutin erkannt haben, werden Sie Ihre automatischen emotionalen Reaktionen besser verstehen. Sie werden lernen, dass Sie auf eine Erinnerung an ein Trauma reagiert haben und nicht auf die aktuelle Situation, und dass der Auslöser und die gegenwärtige Situation anders sind als im Trauma. Dies wird Ihnen helfen, immer schneller zu erkennen, dass keine aktuelle Gefahr besteht, wenn Sie auf Auslöser stoßen, und Ihre emotionalen Reaktionen werden abnehmen.

Ihr Therapeut bzw. Ihre Therapeutin wird Ihnen auch erklären, dass das Wiedererleben darauf zurückzuführen ist, wie traumatische Erlebnisse im Gedächtnis gespeichert werden. Sie werden in einer „rohen", unvollendeten Form gespeichert und sind nicht vollständig verarbeitet wie andere Erinnerungen aus Ihrem Leben. Oft ist das Gedächtnis für traumatische Erlebnisse bruchstückhaft und verwirrend (z. B. besteht Unklarheit über die genaue Reihenfolge der Ereignisse). Dies hat zur Folge, dass Traumaerinnerungen oft ungewollt ausgelöst werden und im „Hier und Jetzt" zu geschehen scheinen, statt als etwas aus der Vergangenheit.

In der Therapie werden Sie lernen, Ihre Traumata als vergangene Ereignisse zu erleben. Sie werden mit Ihrem Therapeuten bzw. Ihrer Therapeutin besprechen, was passiert ist und was es für Sie bedeutet. Dies geschieht auf eine kontrollierte Art und Weise, die Sie nicht überwältigt, sondern Ihnen ermöglicht, Ihre Erfahrungen zu verarbeiten. Wenn Sie das in der Therapie geschafft haben, werden Sie Ihre traumatischen Erlebnisse nicht mehr als im „Hier und Jetzt" wiedererleben. Wenn Sie sich an ein Trauma erinnern, wird es sich mehr wie etwas aus der Vergangenheit anfühlen.

(2) Körperliche Erregung. Eine weitere häufige Reaktion auf ein Trauma ist körperliche Erregung, mit Nervosität, Anspannung oder Unruhe, erhöhter Wachsamkeit, Zittern oder Schreckhaftigkeit. Vielleicht haben Sie Schwierigkeiten einzuschlafen, wachen nachts wiederholt auf, schlafen unruhig oder haben schlechte Träume. Wenn Sie sich ständig angespannt und nervös fühlen, kann dies zu Konzentrationsschwierigkeiten und Reizbarkeit führen, insbesondere wenn Sie nicht genug Schlaf bekommen. Es kann vorkommen, dass Sie nahestehende Menschen anfahren oder aus kleinen Gründen die Beherrschung verlieren.

Körperliche Erregung ist eine Reaktion auf eine reale oder wahrgenommene Gefahr:

- Wenn wir uns in Gefahr befinden, bereitet unser Körper uns darauf vor, *wegzulaufen* oder *zu kämpfen*. Er setzt mehr Adrenalin in unserem Blut frei, was unser Herz zum Pochen bringt und unsere Muskeln zum Handeln bereit macht. Dasselbe geschieht, wenn wir Angst haben oder erschreckt werden.
- Eine weitere körperliche Reaktion auf extreme Gefahr bei Tieren und Menschen ist das *Erstarren*. Vielleicht haben Sie schon bemerkt, dass eine Katze sich zusammenkauert und ganz stillhält, wenn sie Angst vor einem Hund hat. Dasselbe passiert bei vielen Menschen während eines Traumas oder wenn sie plötzlich daran erinnert werden. Das kann sich so anfühlen, als seien sie nicht mehr in ihrem Körper, die Welt um sie herum sei unwirklich oder sie seien unfähig, sich zu bewegen oder Gefühle zu haben (diese Reaktionen werden als *Dissoziation* bezeichnet, siehe weiter unten).

Nach einem Trauma kann es sein, dass Ihr Körper ständig in Alarmbereitschaft ist: Er ist zum sofortigen Handeln bereit, auch wenn dies nicht mehr notwendig ist. Es ist, als ob Ihr Körper nicht erkannt hat, dass die Gefahr vorbei ist. Er reagiert weiterhin so, als wären Sie immer noch bedroht und müssten jederzeit bereit sein zu kämpfen, zu fliehen oder zu erstarren. Das erklärt, warum Sie sich vielleicht ständig auf der Hut, wachsam, angespannt oder reizbar fühlen oder Schlafschwierigkeiten haben.

Wenn Sie gemeinsam mit Ihrem Therapeuten bzw. Ihrer Therapeutin Ihre Traumaerinnerungen und die Bedeutungen, die sie für Sie haben, aufarbeiten und lernen, anders auf Erinnerungen an das Ereignis zu reagieren, werden Ihre Erregung und Schlafprobleme abnehmen.

(3) Dissoziation. Dissoziation tritt häufig während und nach einem Trauma auf. Man fühlt sich dabei vom „Hier und Jetzt" entfernt. Das kann von Tagträumen und dem Gefühl, auf „Autopilot" geschaltet zu sein, bis hin zu dem Gefühl reichen, sich selbst von außen zu sehen (eine „außerkörperliche" Erfahrung). Es kann sich anfühlen, als ob Sie innerlich „ausblenden" oder „abschalten", wenn Sie an ein Trauma erinnert werden.

Posttraumatische Belastungsstörungen verstehen – Eine normale Reaktion auf abnormale Ereignisse (Informationen für Patient:innen) **4/12**

Dissoziation kann durch offensichtliche oder „versteckte" Auslöser hervorgerufen werden, die an das Trauma erinnern. Dissoziation ist eine Reaktion unseres Gehirns auf großen Stress und schützt uns davor, davon überwältigt zu werden. Dissoziation bedeutet nicht, dass man verrückt wird oder „durchdreht". Auch Menschen, die kein Trauma erlebt haben, dissoziieren von Zeit zu Zeit, zum Beispiel in Stresssituationen oder wenn sie sehr müde sind. Ihr Therapeut bzw. Ihre Therapeutin wird Ihnen helfen, Kontrolle über Ihre Dissoziation zu erlangen.

Dissoziation kann sich auch als Gefühlstaubheit äußern – dem Eindruck, von Ihren eigenen Gefühlen abgeschnitten zu sein. Die Gefühlstaubheit entwickelt sich oft zum Schutz vor starken negativen Gefühlen. Sie kann es schwierig machen, positive Gefühle zu erleben und enge Beziehungen mit anderen Menschen aufzubauen. Im Laufe der Behandlung wird Ihr Therapeut bzw. Ihre Therapeutin Ihnen helfen, anders mit negativen Gefühlen umzugehen und sich wieder auf Erfahrungen einzulassen, bei denen Sie sich gut fühlen.

(4) Starke emotionale Reaktionen. Wie Sie im nächsten Abschnitt sehen werden, erleben Menschen nach traumatischen Erlebnissen oft starke emotionale Reaktionen, bei denen sie sich überwältigt oder außer Kontrolle fühlen können. Dies kann sehr beunruhigend sein und sich auch auf die Beziehungen zu den Menschen in Ihrem Umfeld auswirken. Es kann sein, dass Sie zwischen sehr starken Gefühlen und Gefühlstaubheit hin- und herwechseln. Das ist normal nach traumatischen Erlebnissen, vor allem, wenn sie in der Kindheit passiert sind. Ihr Therapeut bzw. Ihre Therapeutin wird Ihnen helfen, mit diesen starken emotionalen Reaktionen umzugehen, und sie werden abnehmen, wenn Sie Ihre Traumaerinnerungen verarbeiten und daran arbeiten, wie Sie sich selbst und die Welt aufgrund Ihrer Erfahrungen sehen.

Häufige Emotionen und Gedanken nach einem Trauma

Nach einem Trauma erleben Menschen starke Emotionen, die sich überwältigend anfühlen können. Hinter den Emotionen stehen die Erinnerungen an die traumatischen Erlebnisse und die Gedanken darüber, was das Trauma bedeutet. Die meisten Menschen erleben eine Reihe unterschiedlicher Emotionen. Die Emotionen, die Sie empfinden, sind verständlich, wenn wir die Gedanken betrachten, die dahinterstehen. Schauen Sie, was in den folgenden Beschreibungen auf Sie zutrifft.

Posttraumatische Belastungsstörungen verstehen – Eine normale Reaktion auf abnormale Ereignisse (Informationen für Patient:innen) 5/12

(1) Furcht und Angst. Ängste und Furcht nach einem Trauma sind sehr häufig. Sie sind Reaktionen darauf, in einer gefährlichen, lebensbedrohlichen Situation gewesen zu sein oder Zeuge einer solchen Situation geworden zu sein. Ein Trauma führt oft dazu, dass sich das Weltbild und das Sicherheitsempfinden stark verändern. Nach einem Trauma haben viele Menschen den Eindruck, dass das Leben voller Risiken ist und dass sie sich nie sicher sein können, ob und wann wieder eine Katastrophe droht. Diese erhöhte Wahrnehmung von Gefahr kann zum Teil daran liegen, dass das Trauma das Bewusstsein für reale Risiken geschärft hat. Es kann aber auch daran liegen, dass die Erinnerung an das Trauma einen überschätzten und übertriebenen Eindruck davon vermittelt, wie gefährlich ihr Leben nun ist.

Nehmen wir zum Beispiel das Trauma von Menschen, denen Gewalt in einer Beziehung angetan wurde. Obwohl sie wussten, dass Menschen einander verletzen können, haben sie vielleicht nie wirklich geglaubt, dass dies auch ihnen passieren könnte. Nach Gewalt in einer Beziehung haben sie oft das Gefühl, dass jeder zukünftige Partner sie wieder verletzen könnte. Es fällt ihnen schwerer, Menschen im Allgemeinen zu vertrauen. In Wirklichkeit ist es nicht wahrscheinlicher als vorher, dass andere Menschen sie verletzen werden. Aber in ihrem Kopf scheint es sehr wahrscheinlich, dass sich die Geschichte wiederholt. Diese veränderte Sichtweise führt verständlicherweise zu stärkeren Ängsten und Befürchtungen und zur Vermeidung von Kontakten mit anderen Menschen. In der Therapie werden Sie mithilfe Ihres Therapeuten bzw. Ihrer Therapeutin dieses gesteigerte Gefühl der Gefahr besprechen und abbauen lernen.

Da Furcht und Angst sehr belastend sind, versuchen die Betroffenen oft, Orte, Menschen und Dinge zu vermeiden, die an das Trauma erinnern – oder sie versuchen, beunruhigende Erinnerungen und Gedanken zu unterdrücken. Diese Strategien können zwar dazu beitragen, dass Sie sich kurzfristig besser fühlen, aber längerfristig verlangsamen sie die Genesung und halten das Problem am Leben. Dieser Punkt wird weiter unten ausführlicher erläutert.

(2) Niedergeschlagenheit. Weitere häufige Reaktionen auf ein Trauma sind Traurigkeit, Niedergeschlagenheit, Trauer oder Depression. Vielleicht haben Sie durch Ihr Trauma wichtige Teile Ihres Lebens verloren. Das kann ein Todesfall sein, Veränderungen an Ihrem Körper oder der Verlust von Freundschaften, Arbeit oder Hobbys. Sie haben vielleicht das Interesse an Menschen und Aktivitäten verloren, die Ihnen früher Freude gebracht haben oder Ihnen wichtig waren. Sie fühlen sich vielleicht energielos, hoffnungslos, weinen oft oder fühlen sich innerlich wie betäubt. Wenn Ihr Trauma schon lange zurückliegt, kann es sich darauf ausgewirkt haben, wie Sie Ihr Leben seitdem gelebt haben.

Posttraumatische Belastungsstörungen verstehen – Eine normale Reaktion auf abnormale Ereignisse (Informationen für Patient:innen) **6/12**

Ihre Gedanken kreisen vielleicht um das, was Sie durch das Trauma verloren haben, oder um negative Gedanken über sich selbst, andere Menschen oder darüber, wie sich Ihr Leben verändert hat. Vielleicht denken Sie auch, dass das Leben nicht mehr lebenswert ist und dass Pläne, die Sie für die Zukunft gemacht hatten, nicht mehr wichtig oder sinnvoll erscheinen. In der Therapie werden Sie die Erinnerungen an Ihre traumatischen Erlebnisse und Ihre Gedanken darüber aufarbeiten. Sie werden Ihr Leben Schritt für Schritt zurückerobern oder neu aufbauen. Sie werden feststellen, dass sich dabei auch Ihre Stimmung verbessert.

Wenn Menschen sich sehr niedergeschlagen fühlen, können sie manchmal sogar Gedanken an Selbstverletzung oder Selbsttötung haben. *Wenn Sie solche Gedanken haben, besprechen Sie sie bitte mit Ihrem Therapeuten bzw. Ihrer Therapeutin, damit er bzw. sie Ihnen helfen kann.*

(3) Schuld- und Schamgefühle. Ein Trauma führt oft zu Schuld- oder Schamgefühlen. Diese Gefühle hängen oft mit Gedanken der Selbstbeschuldigung über etwas zusammenhängen, das man getan oder nicht getan hat, um zu überleben, um die traumatische Situation zu bewältigen oder zu verhindern. Nach einem Trauma geschieht es häufig, dass Menschen das Geschehene in Gedanken wiederholt durchgehen. Dabei grübeln sie z. B. darüber nach, wie sie das Trauma hätten verhindern können, oder über Möglichkeiten, wie sie anders hätten reagieren können. Schamgefühle sind zusätzlich auch mit Gedanken verbunden, von anderen Menschen negativ beurteilt zu werden, wenn diese wüssten, was passiert ist.

Gedanken der Selbstbeschuldigung können dazu führen, dass man sich hilflos und deprimiert fühlt und ein schlechtes Selbstbild entwickelt. In der Therapie werden Sie solche Gedanken mit Ihrem Therapeuten bzw. Ihrer Therapeutin besprechen und lernen, weniger selbstkritisch zu sein. Sie werden feststellen, dass Ihre Reaktionen verständlich waren und dass Sie gute Gründe für Ihr damaliges Verhalten hatten. Sie werden lernen, dass die meisten anderen Menschen verständnisvoller und mitfühlender sind, als Sie erwarten.

Vielleicht machen Sie sich auch Vorwürfe, weil es Ihnen nicht gelungen ist, das Trauma hinter sich zu lassen und zur Normalität zurückzukehren. Vielleicht sehen Sie dies als ein Zeichen von Schwäche. Dieses Informationsblatt wird Ihnen hoffentlich helfen zu erkennen, dass Ihre Symptome eine normale, menschliche Reaktion auf unerträglichen Stress sind.

Leider tragen manchmal andere Menschen wie Familie, Freund:innen oder Menschen, denen man nach dem Trauma begegnet, zu solchen Selbstvorwürfen bei. Es kann leider passieren, dass andere Menschen diejenigen kritisieren, die verletzt oder Opfer von Gewalt wurden, statt denjenigen die Schuld zuzuschreiben, die das Trauma verursacht haben. Es kann auch geschehen, dass Menschen posttraumatischen Stress nicht verstehen und sagen, man solle sich zusammenreißen und mit dem Leben weitermachen. Es ist wichtig zu verstehen, dass solche Menschen im Unrecht sind und ihre Meinung nicht bedeutet, dass Sie die Schuld an Ihren traumatischen Erlebnissen tragen.

(4) Wut und Ärger. Wut, Ärger und Reizbarkeit sind auch häufige Reaktionen auf traumatische Erlebnisse. Es gibt gute Gründe, starken Ärger über ein Trauma zu empfinden. Ein Trauma zu erleben, ist ungerecht. Vielleicht sind Sie wütend auf andere Menschen, die Sie verletzt oder missbraucht haben, Ihr Leben erschüttert haben oder jemanden verletzt haben, der Ihnen nahesteht. Oder weil jemand Sie während oder nach dem Trauma betrogen oder im Stich gelassen haben. Vielleicht sind Sie auch frustriert über Verluste und Probleme, die das Trauma in Ihrem Leben verursacht hat. Es kann sein, dass Sie viel über die Ungerechtigkeit nachgrübeln und es Ihnen schwerfällt, das Trauma hinter sich zu lassen. Die Therapie wird Ihnen dabei helfen.

Wut- oder Ärgergefühle können auch durch Menschen, Orte oder Situationen ausgelöst werden, die Sie an ein Trauma erinnern, selbst wenn diese nichts damit zu tun hatten. Viele Menschen, die ein Trauma erlebt haben, empfinden Wut, Ärger oder Reizbarkeit im Alltag auch gegenüber den Menschen, die sie am meisten lieben: Familie, Freund:innen, Partner:in oder Kinder. Manchmal verlieren sie die Beherrschung gegenüber den Menschen, die ihnen am liebsten sind. Das kann verwirrend und bestürzend sein und sich negativ auf Beziehungen auswirken, ist aber eine verständliche Reaktion nach einem Trauma.

Wut, Ärger oder Reizbarkeit bei Posttraumatischen Belastungsstörungen können durch verschiedene Faktoren hervorgerufen oder verstärkt werden:

- *Erinnerungen an das Geschehene.* Diese können in Situationen ausgelöst werden, die nichts mit dem Trauma zu tun haben.
- *Grübeln über die Ungerechtigkeit* des Traumas und darüber, wie andere Sie behandelt haben.
- *Frustration über Schwierigkeiten* im täglichen Leben.
- *Hohe Erregung* und *schlechter Schlaf* können Sie reizbarer machen als sonst, sodass Sie auf Kleinigkeiten stärker reagieren als vor dem Trauma.
- Vielleicht haben Sie auch *das Gefühl, dass niemand wirklich versteht*, was Sie gerade durchmachen.

Posttraumatische Belastungsstörungen verstehen – Eine normale Reaktion auf abnormale Ereignisse (Informationen für Patient:innen) **8/12**

Manche Menschen fühlen sich nach traumatischen Erlebnissen so wütend, dass sie jemanden anschreien, beschimpfen oder schlagen wollen. Wenn sie nicht gewohnt sind, so wütend und reizbar zu sein, wissen sie nach einem Trauma vielleicht nicht, wie sie damit umgehen sollen.

In der Therapie können Sie Ihren Ärger und das, worüber Sie ärgerlich sind, in einer sicheren Umgebung mit Ihrem Therapeuten bzw. Ihrer Therapeutin erkunden, der bzw. die Sie verstehen und unterstützen wird. Sie werden lernen, dass Wut und Ärger oft durch „versteckte" Auslöser hervorgerufen werden, die an das Trauma erinnern, sowie durch Gedanken über die Ungerechtigkeit des Traumas. Sie werden lernen, wie Sie mit den Erinnerungen und Gedanken umgehen können.

(5) Negatives Selbstbild und negative Gedanken über andere Menschen und das Leben. Traumatische Erlebnisse können das Selbstbild stark beeinträchtigen. Beispiele sind Gedanken wie „Ich bin ein schlechter Mensch", „Ich bin nichts wert", „Wenn ich nicht so schwach und dumm gewesen wäre, wäre das nicht passiert" oder „Ich habe es verdient, dass andere mich schlecht behandeln". Vielleicht kritisieren Sie sich selbst, weil Sie nicht besser mit dem Geschehenen fertig geworden sind. Menschen sagen oft, dass ihre traumatischen Erlebnisse sie völlig zum Schlechten verändert haben. Sie sagen z.B.: „Vor dem Trauma konnte ich Stress bewältigen und mit anderen auskommen. Jetzt habe ich die meiste Zeit Angst, vertraue niemandem und kann nicht einmal die kleinsten Probleme bewältigen." Andere Menschen haben das Gefühl, dass das Trauma Vermutungen bestätigt, die sie schon lange mit sich herumgetragen hatten, z.B., dass sie sich selbst nicht vertrauen können oder dass sie anderen unterlegen sind. Sowohl die traumatischen Erlebnisse als auch die Gefühle, die man danach empfindet, können eine Quelle für Selbstkritik und Selbstzweifel sein. Das ist eine sehr verständliche Reaktion.

Vielleicht haben Sie auch negative Gedanken über andere Menschen und über das Leben im Allgemeinen. Die Welt kann nach einem Trauma sehr gefährlich und ungerecht erscheinen oder den Eindruck erwecken, dass man niemandem vertrauen kann.

Wenn Sie traumatische Erlebnisse in Ihrer Jugend erlebt haben, haben Sie vielleicht schon lange Zeit schlechte Dinge über sich selbst oder andere Menschen geglaubt. Ein kürzlich erlittenes Trauma kann auch *Erinnerungen an frühere negative Erfahrungen* wachrufen, weil sich einige der Sinneseindrücke (z.B. eine wütende Stimme, Schmerzen) oder der Bedeutungen (z.B. verletzbar, hilflos oder in Gefahr zu sein) überschneiden. Das kann es schwierig machen, sich an Erfahrungen in der Vergangenheit zu erinnern, die nicht negativ waren. Vielleicht denken Sie sogar, dass Sie sich nie wieder glücklich fühlen werden oder ein Leben führen können, das Ihnen Zufriedenheit und Freude bringt. Aber es ist möglich, diese schmerzhaften Erfahrungen hinter sich zu lassen.

Posttraumatische Belastungsstörungen verstehen – Eine normale Reaktion auf abnormale Ereignisse (Informationen für Patient:innen) 9/12

Ihr Therapeut bzw. Ihre Therapeutin wird mit Ihnen über Ihre selbstkritischen Gedanken sprechen und Sie ermutigen zu überprüfen, wie zutreffend sie sind. Durch die Gespräche und die Erfahrungen, die Sie in der Therapie machen, werden Sie eine neue, positivere Perspektive bekommen und ihr Selbstbild verbessern.

(6) Sich von anderen Menschen abgeschnitten fühlen. Viele Menschen fühlen sich nach einem Trauma von anderen fern oder abgeschnitten, auch von den Menschen, die ihnen wirklich wichtig sind. Es ist schwierig, positive Gefühle zu haben und im „Hier und Jetzt" mit der Partnerin oder dem Partner, der Familie oder Freund:innen zu sein, wenn Traumaerinnerungen und Gedanken an traumatische Erlebnisse in Kopf herumgehen. Die Nähe zu anderen Menschen kann durch Reaktionen auf traumatische Erlebnisse beeinträchtigt sein, wie z.B. durch Gefühllosigkeit oder durch den Eindruck, die Welt um sie herum sei unwirklich, oder durch „außerkörperliche" Erfahrungen. Möglicherweise haben Sie auch Gedanken wie z.B., dass das Trauma Sie dauerhaft verändert hat, dass Sie nun anders sind als andere Menschen, dass Sie keine Liebe und Unterstützung verdienen oder dass Sie anderen nicht vertrauen können. Alle diese Reaktionen und Gedanken können dazu führen, dass Sie den Kontakt zu anderen vermeiden und sich aus Ihren Beziehungen zurückziehen.

Wenn Sie Ihre Traumaerinnerungen und -gedanken mit Ihrem Therapeuten bzw. Ihrer Therapeutin aufarbeiten und sich allmählich wieder mehr auf andere Menschen einlassen, wird dies Ihre Gefühle des Abgeschnittenseins verringern und Ihre Beziehungen zu Ihren Bezugspersonen verbessern.

Wege zur Bewältigung von traumatischen Erlebnissen

Der Umgang mit den Auswirkungen eines Traumas und den Symptomen einer Posttraumatischen Belastungsstörung ist schwer. Menschen wenden verständlicherweise viele verschiedene Strategien an, um die Symptome und ihre Belastung in den Griff zu bekommen. Einige davon helfen jedoch nur kurzfristig und stehen der Genesung sogar im Weg.

(1) Erinnerungen verdrängen. Traumaerinnerungen und die damit verbundenen Gefühle und starken körperlichen Reaktionen sind beunruhigend und können dazu führen, dass man sich außer Kontrolle fühlt. Es ist sehr verständlich und natürlich, dass man versucht, die Erinnerungen zu verdrängen und sich abzulenken. Der Versuch, Flashbacks und Erinnerungen zu verdrängen, verhindert jedoch nicht, dass sie wiederkommen, und kann sie sogar noch hartnäckiger machen. Ihr Therapeut bzw. Ihre Therapeutin wird Ihnen helfen, einen anderen Weg zu finden, mit Ihren Traumaerinnerungen umzugehen.

Posttraumatische Belastungsstörungen verstehen – Eine normale Reaktion auf abnormale Ereignisse (Informationen für Patient:innen) **10/12**

(2) Grübeln über traumatische Erlebnisse und ihre Nachwirkungen. Nach einem Trauma beschäftigen sich viele Menschen lange mit Gedanken und Fragen zu diesem Ereignis. Wenn sich Ihre Gedanken immer wieder im Kreis drehen, nennen wir diese Art des Denkens Grübeln. Sie können Grübeln oft an der Art der Gedanken erkennen. Gedanken wie „Warum ...?", „Was wäre, wenn ...?" und „Ich sollte ..." sind häufig Anzeichen für Grübeln. Es wird Ihnen wahrscheinlich schwerfallen, Ihr Grübeln zu beenden. Grübeln ist nicht hilfreich, da es uns in eine schlechte Stimmung versetzt und es uns erschwert, unser Leben nach traumatischen Erlebnissen zurückzuerobern. In der Therapie lernen Sie, wie Sie nicht hilfreiches Grübeln erkennen und wie Sie damit umgehen können.

(3) Nach Anzeichen von Gefahren suchen und mögliche Gefahren vermeiden sowie unnötige Vorsichtsmaßnahmen ergreifen. Nach einem Trauma fühlen sich viele Menschen gefährdet. Sie suchen in ihrem Alltag nach Anzeichen möglicher Gefahren, meiden Menschen, Orte oder Situationen, die sie an das Trauma erinnern, oder treffen zusätzliche, aber unnötige Vorsichtsmaßnahmen. Oft vermeiden Menschen es auch, an das Trauma zu denken, und verdrängen oder vermeiden die Gefühle, die durch Erinnerungen ausgelöst werden. Dies sind verständliche Schutzstrategien, die kurzfristig Erleichterung verschaffen, indem sie belastende Gefühle reduzieren. Wenn ein Trauma lange zurückliegt und man diese Schutzstrategien schon lange nutzt, können sie sich sogar so normal anfühlen, dass man sie vielleicht nicht einmal bemerkt. Langfristig sind sie jedoch oft nicht die beste Strategie, um ein Trauma zu überwinden:

- *Es ist schwierig, die eigenen Gedanken und Gefühle erfolgreich zu vermeiden.* Sie tauchen immer wieder auf, und der Versuch, sie zu vermeiden, führt sogar dazu, dass sie häufiger und hartnäckiger auftreten und das Gefühl verstärken, die Kontrolle zu verlieren.
- *Vorsichtsmaßnahmen verhindern, dass Sie erkennen, dass Ihre Ängste vielleicht übertrieben sind und dass Sie Situationen meistern können.* Die Suche nach Anzeichen von Gefahr, Vermeidung und zusätzliche Vorsichtsmaßnahmen sind das Ergebnis von Vorhersagen, dass etwas Schreckliches passieren wird, z. B., dass Ihre Gefühle Sie überwältigen werden oder dass Sie wieder angegriffen werden. Diese Strategien sind verständlich, wenn Sie glauben, dass Ihnen Schaden zugefügt wird. Aber sie verhindern auch, dass Sie entdecken, dass Ihre Ängste vielleicht übertrieben sind und dass die Welt nicht so gefährlich ist, wie sie scheint. Infolgedessen kann Ihr Leben immer mehr eingeschränkt werden.

In der Therapie werden Sie gemeinsam mit Ihrem Therapeuten bzw. Ihrer Therapeutin daran arbeiten, Ihr Leben zurückzuerobern und Situationen zu meistern, die Sie aufgrund der traumatischen Erlebnisse vermieden haben.

Posttraumatische Belastungsstörungen verstehen – Eine normale Reaktion auf abnormale Ereignisse (Informationen für Patient:innen) **11/12**

(4) Konsum von Alkohol oder anderen Substanzen. Erinnerungen an ein Trauma und die damit verbundenen Gefühle und körperliche Erregung sind schmerzhaft und anstrengend. Es ist verständlich, dass viele Menschen Alkohol, Cannabis oder andere Substanzen zu sich nehmen, um zu versuchen, ihre Erinnerungen zu verdrängen, Gefühle zu betäuben oder besser einzuschlafen. Diese Substanzen können zwar kurzfristig Linderung verschaffen, verschlimmern aber in der Regel die PTBS-Symptome. Sie können beispielsweise dazu führen, dass Sie schlechter schlafen oder schlechte Träume haben. Längerfristiger Konsum kann auch zu Abhängigkeitsproblemen und Beziehungsproblemen führen und kann Ihre Motivation beeinträchtigen, Dinge zu tun, die für den Wiederaufbau Ihres Lebens wichtig sind. Wenn Sie in der Therapie lernen, Ihre Traumaerinnerungen als etwas Vergangenes zu erleben, werden sie weniger belastend. Dies wird Ihnen dabei helfen, den Konsum von Alkohol und anderen Substanzen zu reduzieren. *Es ist wichtig, dass Sie bei Ihren Therapiesitzungen nicht betrunken oder unter dem Einfluss anderer Substanzen sind, da dies die Arbeit in der Therapie beeinträchtigen würde.*

(5) Dissoziation und Betäubung der Gefühle. Sie haben oben gelesen, dass Dissoziation automatisch durch Stress und Erinnerungen an das Trauma ausgelöst werden kann und uns davor schützt, überwältigt zu werden. Manche Menschen haben auch gelernt, die Dissoziation selbst „herbeizuführen", wenn sie sich gestresst fühlen, z. B. durch „Ausblenden" oder „Abschalten". Diese Strategien können so vertraut geworden sein, dass sie sich inzwischen automatisch anfühlen. Ebenso versuchen Menschen nach traumatischen Erlebnissen häufig, schmerzhafte Gefühle und Gedanken über das Trauma durch die Betäubung der eigenen Gefühle (negative und positive, einschließlich Zuneigung oder Freude) unter Kontrolle zu bekommen. Dies kann zwar helfen, sich in dem jeweiligen Moment nicht überfordert zu fühlen, kann aber langfristig zu Problemen in Beziehungen zu anderen führen und trägt nicht zur Bewältigung des Traumas bei. Wenn dies auf Sie zutrifft, wird Ihr Therapeut bzw. Ihre Therapeutin Ihnen helfen, andere Wege zu finden, mit Ihren belastenden Symptomen und Erinnerungen umzugehen, und im „Hier und Jetzt" zu leben.

(6) Risikobereitschaft und Selbstverletzung. Manchmal beginnen Menschen nach traumatischen Erlebnissen, mehr Risiken einzugehen, indem sie sich zum Beispiel in gefährliche Situationen begeben, riskant Auto fahren oder Glücksspiele spielen. Manche Menschen verletzen sich auch auf verschiedene Weise selbst. Diese Verhaltensweisen können unterschiedliche Gründe haben, aber oft sind sie eine Möglichkeit, sich vom emotionalen Schmerz abzulenken. Sie können jedoch zu weiteren Schäden führen und auch für die Menschen in ihrem Umfeld Probleme verursachen.

Posttraumatische Belastungsstörungen verstehen – Eine normale Reaktion auf abnormale Ereignisse (Informationen für Patient:innen) 12/12

In der Behandlung wird Ihr Therapeut bzw. Ihre Therapeutin Ihnen helfen, andere Wege zu finden, um mit Ihren schwierigen Gefühlen umzugehen. Wenn Sie Ihre Traumaerinnerungen und die damit verbundenen Gefühle verarbeiten, wird der Drang, Risiken einzugehen oder sich selbst zu verletzen, abnehmen.

Als Hauptbotschaft dieses Informationsblattes kann also festgehalten werden: Die Gefühle, Gedanken und körperlichen Reaktionen, die Sie erleben, sind eine natürliche, menschliche Reaktion auf extremen Stress.

Schlussfolgerung

In diesem Informationsblatt haben Sie über häufige Reaktionen auf traumatische Erlebnisse gelesen. Sie werden diejenigen Reaktionen identifiziert haben, die besonders gut auf Ihre Situation zutreffen. Die beschriebenen Reaktionen werden als „Posttraumatische Belastungsstörung" (PTBS) bezeichnet. Vielleicht haben Sie schon einmal von dieser Störung gehört, die sich nach traumatischen Ereignissen entwickelt. Zu den Symptomen zählen das Wiedererleben des Traumas in Form von Flashbacks oder Alpträumen, das Vermeiden von Situationen und Erinnerungen an das Trauma und Übererregungssymptome wie Wachsamkeit, Schreckhaftigkeit, Gereiztheit sowie Schlaf- und Konzentrationsprobleme. Wenn zusätzlich auch Schwierigkeiten bei der Selbstregulierung von Emotionen (z.B. überwältigende Gefühle oder Gefühlstaubheit), ein negatives Selbstbild und Schwierigkeiten mit Beziehungen und dem Gefühl der Nähe zu anderen vorliegen, wird von einer komplexen PTBS gesprochen.

PTBS-Symptome sind ein Zeichen dafür, dass Sie das, was Ihnen widerfahren ist, noch nicht verarbeiten konnten. Es ist, als ob Ihre traumatischen Erlebnisse im „Hier und Jetzt" immer wieder auftreten. In der Therapie werden Sie verstehen lernen, wie dies geschieht. Sie werden Wege finden, mit Ihren belastenden Gedanken und Gefühlen umzugehen, eine neue Perspektive auf Ihre traumatischen Erlebnisse und deren Auswirkungen zu gewinnen und Ihr Leben neu zu gestalten. Dies wird Ihnen dabei helfen, Ihre Erinnerungen zu verarbeiten und Ihre Traumaerinnerungen als Teile der Vergangenheit zu erleben, wo sie hingehören.

Kurzanleitung für die Diagnostik und Exploration (Seite 1)

Diagnostik

1. *Traumata:* Gab es mindestens ein traumatisches Erlebnis? Welche Traumata werden wiedererlebt? Haben sie Gemeinsamkeiten (sensorisch oder in der Bedeutung)? Welches Trauma ist gegenwärtig am belastendsten? Evtl. kurze Zeitlinie der Traumata.

2. *Diagnostische Kriterien PTBS$_{ICD\text{-}11}$:*
   a. Werden Aspekte des Erlebnisses wiedererlebt (Intrusionen mit „Hier und Jetzt"-Qualität, Flashbacks, Alpträume, körperliche oder emotionale Reaktionen)?
   b. Werden innere Reize (Gefühle, Gedanken, körperliche Reaktionen) oder Situationen, die an das Trauma erinnern, vermieden?
   c. Gibt es Zeichen einer erhöhten Wahrnehmung von Gefahr wie Schreckhaftigkeit oder Hypervigilanz?

   Für kPTBS$_{ICD\text{-}11}$ zusätzlich:
   d. Gibt es Zeichen einer mangelnden Emotionsregulation wie Reizbarkeit, Wut, emotionale Überreaktion oder Taubheit?
   e. Liegt ein negatives Selbstbild vor (beschädigt, wertlos, erniedrigt)? Gibt es Gefühle von Schuld, Scham, Versagen?
   f. Bestehen Schwierigkeiten, interpersonelle Beziehungen aufrechtzuerhalten oder sich anderen nahe zu fühlen?

Die Symptome sind belastend und beeinträchtigen das Funktionieren in verschiedenen Bereichen.

3. *Andere Diagnosen:* Liegt eine Depression vor? Eine Angststörung? Eine anhaltende Trauerstörung? Substanzmissbrauch? Essstörungen? Schlafstörungen? Körperliche Beschwerden? Sexuelle Probleme? Eine Borderline-Persönlichkeitsstörung?

4. *Risiko:* Gibt es eine gegenwärtige objektive Gefahr? Suizidgedanken oder akute Pläne? Selbstverletzung? Hinweise auf mangelnde Ärger- oder Impulskontrolle? Starke Dissoziation?

5. *Zentrale Fragen:* Ist die PTBS oder kPTBS gegenwärtig das primäre Problem für die Behandlung (stärkste Beeinträchtigung im Alltag)? Ist regelmäßige Teilnahme zurzeit möglich?

6. Gibt es belastende Lebensumstände, die einer Besserung im Weg stehen (z.B. körperliche Beeinträchtigung, finanzielle Probleme, Probleme in Partnerschaft oder Familie, Probleme bei der Arbeit)?

7. Hat die betroffene Person Unterstützung von nahestehenden Personen?

8. Nimmt die Person zur Zeit Medikamente ein und gab es frühere Behandlungen (der PTBS oder anderer psychischer Störungen)?

Kurzanleitung für die Diagnostik und Exploration (Seite 2)

Exploration für individuelle Fallkonzeption

9. Was war das Schlimmste während des traumatischen Ereignisses und danach? Welche Gefühle löst dies aus? Welche Bedeutungen hat das Trauma für das Selbstbild und Überzeugungen über andere Menschen und die Welt? (Hinweise auf Bedeutungen des Traumas und seiner Konsequenzen)

10. Was hat die betroffene Person bisher getan, um das Trauma bzw. die Traumata hinter sich zu bringen? Wie geht die Person mit dem Wiedererleben um? Grübelt sie über das Ereignis bzw. dessen Folgen nach? Trifft sie besondere Vorsichtsmaßnahmen? Hat die Person bedeutende Aktivitäten, Arbeit oder soziale Kontakte aufgegeben? (Hinweise auf aufrechterhaltende Verhaltensweisen oder kognitive Strategien)

11. *Traumaerinnerungen:* Sind sie unzusammenhängend? Ist die genaue Reihenfolge unklar, gibt es Lücken? Welche Momente des Traumas tauchen beim Wiedererleben oder in Träumen auf? Was sind dabei die Bilder oder anderen sensorischen Eindrücke und Gefühle? Was bedeuten diese Momente für die betroffene Person damals und heute? Verliert die betroffene Person Kontakt zur gegenwärtigen Realität und fühlt sich, als würde das Trauma erneut passieren? Welche Auslöser des Wiedererlebens hat die betroffene Person beobachtet? (Hinweise auf schlimmste Momente des Traumas und Art der Auslöser)

Kernbotschaften für das individuelle Störungsmodell

Formulierungen und Beispiele müssen individuell angepasst werden!

1. Meine Symptome sind eine normale Reaktion auf schreckliche Erlebnisse. Ich habe ein oder mehrere traumatische Ereignisse erlebt.
2. Gründe, warum ich die Symptome immer noch habe:
   - Das Gedächtnis für das traumatische Erlebnis ist in Rohform gespeichert. Deshalb wird es besonders leicht durch „passende" Auslöser abgerufen und erscheint in „Hier und Jetzt"-Form (Wiedererleben). Ich fühle mich dann, als ob das Trauma wieder passiert, und bin mir in dem Moment nicht dessen bewusst, was ich heute weiß (z.B., dass ich nicht gestorben bin, dass es nicht meine Schuld war [*individuelles Beispiel wählen*]).
   - Ich fühle mich bedroht in meinem Selbstbild und meinem Sicherheitsgefühl. Das liegt daran, dass ich wegen meiner traumatischen Erlebnisse und/oder deren Konsequenzen sehr negativ über die Welt, andere Menschen oder über mich selbst denke [*individuelle Beispiele aus PTCI oder Exploration verwenden*].
   - Einige Dinge, die ich tue, um meine Symptome und die Bedrohung in meinem Selbstbild und meinem Sicherheitsgefühl in den Griff zu bekommen, verhindern eine Besserung [*individuelle Beispiele aus RIQ, SBQ oder Exploration verwenden*].
3. In der Therapie werde ich deshalb ...
   - ... das Gedächtnis für das Erlebnis ordnen und verarbeiten. Ich werde das, was ich heute weiß und in der Therapie lerne, mit den schlimmsten Momenten im Gedächtnis verbinden, damit ich sie als etwas aus der Vergangenheit erleben kann. Ich werde herausfinden, was meine persönlichen Auslöser für Traumaerinnerungen sind, und lernen, anders auf sie zu reagieren.
   - ... darüber sprechen, was ich seit dem Trauma über die Welt, andere Menschen oder über mich denke, und prüfen, ob diese Sicht realistisch und fair ist.
   - ... andere hilfreiche Wege ausprobieren, um meine Symptome in den Griff zu bekommen und die Bedrohung in meinem Selbstbild und meinem Sicherheitsgefühl zu reduzieren sowie mein Leben zurückzuerobern bzw. neu aufzubauen.